맨발걷기

한국인을 위한 맞춤형 어싱 솔루션

내 몸 을	병이 없는 것이 건강한 삶이 아닙니다. 진짜 건강한 삶은 생명의 힘이 솟아나는 삶입니다. 예상치
살 리 는	못한 사고를 대비하기 위해 안전 수칙을 배우는 것처럼 '내 몸을 살리는 일'도 일상에서 실천할 구체
시 리 즈	적인 방법을 배워야 합니다. '내 몸을 살리는 시리즈'는 몸과 마음의 균형을 맞추고 진짜 건강한 삶
	을 살아가는 올바른 방법을 제안합니다.

맨발걷기
한국인을 위한 맞춤형 어싱 솔루션

초판 1쇄 발행 2023년 10월 31일

지은이. 김도남(맨발쌤)
펴낸이. 김태영

씽크스마트 책 짓는 집
경기도 고양시 덕양구 청초로66
덕은리버워크 지식산업센터 B-1403호
전화. 02-323-5609

홈페이지. www.tsbook.co.kr
블로그. blog.naver.com/ts0651
페이스북. @official.thinksmart
인스타그램. @thinksmart.official
이메일. thinksmart@kakao.com

ISBN 978-89-6529-375-0 (03510)
ⓒ 2023 김도남(맨발쌤)

이 책에 수록된 내용, 디자인, 이미지, 편집 구성의 저작권은 해당 저자와 출판사에게 있습니다.
전체 또는 일부분이라도 사용할 때는 저자와 발행처 양쪽의 서면으로 된 동의서가 필요합니다.

•씽크스마트 - 더 큰 생각으로 통하는 길
'더 큰 생각으로 통하는 길' 위에서 삶의 지혜를 모아 '인문교양, 자기계발, 자녀교육, 어린이 교양·학습, 정치사회, 취미생활' 등 다양한 분야의 도서를 출간합니다. 바람직한 교육관을 세우고 나다움의 힘을 기르며, 세상에서 소외된 부분을 바라봅니다. 첫 원고부터 책의 완성까지 늘 시대를 읽는 기획으로 책을 만들어, 넓고 깊은 생각으로 세상을 살아갈 수 있는 힘을 드리고자 합니다.

•도서출판 큐 - 더 쓸모 있는 책을 만나다
도서출판 큐는 울퉁불퉁한 현실에서 만나는 다양한 질문과 고민에 답하고자 만든 실용교양 임프린트입니다. 새로운 작가와 독자를 개척하며, 변화하는 세상 속에서 책의 쓸모를 키워갑니다. 흥겹게 춤추듯 시대의 변화에 맞는 '더 쓸모 있는 책'을 만들겠습니다.

•천개의마을학교 - 대안적 삶과 교육을 지향하는 마을학교
당신은 지금 무엇을 배우고 싶나요? 살면서 나누고 배우고 익히는 취향과 경험을 팝니다. 〈천개의마을학교〉에서는 누구에게나 학습과 출판의 기회가 있습니다. 배운 것을 나누며 만들어진 결과물을 책으로 엮어 세상에 내놓습니다.

자신만의 생각이나 이야기를 펼치고 싶은 당신.
책으로 사람들에게 전하고 싶은 아이디어나 원고를 메일(thinksmart@kakao.com)로 보내주세요.
씽크스마트는 당신의 소중한 원고를 기다리고 있습니다.

헌사

병상에서 힘겨운 시간을 보내는 사랑하는 아내에게 나의 첫 책을 바친다

추천의 글

맨발 벗고
추천합니다

　김도남 님이 처음 어싱을 소개했을 때 저는 바로 시도하지 않았습니다. 사람들이 다니는 곳에서 맨발로 걷는다는 것이 어색했습니다. 그 효과를 마음으로 받아들이지 못했습니다. 그런데 얼마 후 제게 힘든 일이 닥쳤을 때 문득 어싱이 생각나 비가 쏟아지던 평일 오후에 맨발로 아차산을 올랐습니다. 물에 젖은 흙이 주는 감촉은 심란한 마음을 가라앉혔고 새로운 용기와 희망이 차올랐습니다. 맨발걷기 어싱을 소개해준 김도남 님에게 감사한 마음이 들었습니다.

　그후 저는 기회가 있을 때마다 신발을 벗고 맨발로 걷는 어싱을 하고 있습니다. 급기야 김도남 님에게 BNI Korea(비즈니스협업모임)의 공식 트레이닝 프로그램으로 맨발걷기 어싱 교육을 진행해 주기를 부탁했습니다.

『맨발걷기』는 어싱의 놀라운 효과에 대해 과학적, 의학적 근거와 사례를 상세하게 소개합니다. 이 책을 통해 많은 사람들이 맨발걷기 어싱의 효과를 더 잘 알게 되고, 용기를 내어 신발을 벗고 공원과 산과 들을 마음껏 걸으며 건강과 행복을 누리기를 기원합니다.

존 윤, BNI Korea 내셔널디렉터 (뉴욕주 변호사)

어싱의 놀라운 능력, 맨발로 걷는 것만으로도 많은 병의 근원이라는 염증, 만성염증 등을 조절해준다는 점이야말로 획기적인 건강의 지름길 아닐까요. 여러분께서 먹던 약을 줄여줄 수 있을 것입니다.

전문의 박준호, 더행복한흉부외과의원 대표원장

암 환자를 진료하다 보면 꾸준한 건강관리, 특히 걷기의 중요성을 많이 느낍니다. 어싱이라는 맨발걷기는 많은 암 환자들이 실행하고 효과를 보는 방법 중 하나입니다. 맨발걷기 운동을 여러 사람과 꾸준히 나누어 온 결과를 체계적으로 정리하여 발간하게 된 것을 기쁘게 생각합니다. 더 많은 분들께 이 운동이 퍼져나가길 기원합니다.

허정우, 자연치유한의원 대표원장

인간의 신체 중 가장 아래에 있고, 엄청난 체중을 지탱하며, 고된 일을 해주는 발. 내가 아는 맨발쌤 김도남 님이 딱 우리 몸의 발과 같은 분입니다. 많은 분들이『맨발걷기』를 주문하고 만나기를 바랍니다.

박철수, 링클성형외과피부과 대표원장

우리 몸이 가지고 있는 자연치유력을 가장 극대화해주는 맨발 걷기. 김도남 님의 글을 읽으면서 저도 맨발걷기 팬이 되었습니다. 과잉의 시대를 살고 있는 현대인. 건강을 되찾고 싶다면 당장 신발을 벗고 맨발로 땅과 만나라!

여병영, 강남루덴플러스치과 대표원장

  환자들에게 어싱을 권하고부터 만성불면증, 만성무기력증 등 대사 장애로 인한 다양한 증상이 호전되는 모습에 임상가로서 어싱의 효과를 높이 평가합니다. 『맨발걷기』가 출간되기까지 보여준 어싱 전도사 김도남 님의 열정과 노고에 깊은 존경을 표합니다.

최준호, 청담한의원 대표원장

  6년여 동안 한결같이 많은 이들에게 맨발걷기가 건강 유지에 최고 좋은 방법임을 알리고 실천하는 김도남 님을 응원하고 찬사를 보냅니다.

백석균, 국제대체의학협회 이사장

  저도 깨끗한 흙길을 만나면 신발부터 벗고 봅니다. 맨발걷기는 몸에 좋겠지, 라는 생각밖에는 해본 적이 없습니다. 왜 좋은지, 어떻게 걸어야 하는지, 걸을 때 조심할 것은 무엇인지…… 아무것도 몰랐습니다. 김도남 님의 『맨발걷기』와 함께 제대로 된 맨발걷기에 도전해보렵니다.

이향재, 채식전문잡지 〈월간비건〉 대표

맨발걷기를 하면서 미팅하던 첫 경험을 기억한다. 나의 건강을 가장 쉽게 지키는 방법이자 행복한 삶을 영위할 수 있게 만든 맨발걷기에 항상 감사한다. 사랑하는 가족, 지인에게 맨발걷기를 추천할 때는 이제『맨발걷기』를 선물하세요

박수진, ㈜수앤진컴퍼니디자인그룹 대표이사

맨발걷기는 지구와의 접속입니다. 김도남 님 덕분에 저도 그 사실을 알게 되었지요. 건강을 염려하는 분이라면 서울숲에서 진행하는 맨발걷기학교에 참여하기를 강력히 권합니다. 한번 시작하면 멈출 수 없을 것입니다.

이현정, ㈜즐거운컴퍼니 대표, 베스트셀러 작가

땅 위에 발을 딛고 설 수 있는 것은 신의 축복입니다. 그 축복을 누리는 최고의 비법인 '맨발걷기'를 소개하는 책입니다. 사랑하는 사람과 함께 읽고 실천해서 모두 건강하게 오래오래 행복했으면 좋겠습니다.

임주리, 마인드가드너 심리코칭센터 대표

감수의 글

맨발걷기와 어싱으로
더 건강하고,
더 행복한 삶을

김도남 님을 만난 것은 비즈니스 모임에서입니다. 이분은 국제맨발걷기협회 회장과 BNI Korea(비즈니스협업모임)의 디렉터로서 활동하십니다. 이분을 만난 것은 나에게는 행운일지도 모릅니다.

비즈니스 모임에 열심히 참가하던 어느 날, 김도남 님께서 어싱(earthing)에 대해 이야기하며 책을 추천해주셨을 때, 약간은 믿기 어려웠습니다. 저뿐만 아니라 다른 사람들도 비슷한 반응을 보일 것으로 생각했습니다. 저는 20년 넘게 의사로 활동했기 때문에 그냥 걷는 것만으로도 병이 치유된다는 주장은 상당히 황당했습니다.

하지만 김도남 님이 추천해주신 책을 읽으면서 어싱에 점차 공감

했습니다. 이렇게만 된다면 건강을 지킬 수 있지 않을까, 하는 희망도 갖게 되었습니다. 많은 병의 근원이라는 염증과 만성염증 등을 적절히 조절하고 해결한다면 병을 치유하며 건강에 한 걸음 더 가까이 간다는 점에 의사인 저도 공감합니다.

『어싱: 땅과의 접촉이 치유한다』는 어싱의 이론과 외국의 사례를 자세하게 다루고 있습니다. 하지만 이론 설명이 복잡해서 일반 독자들이 이해하기 쉽지 않을 것으로 보았습니다. 그런데 김도남 님의 『맨발걷기』는 쉬운 설명과 요약으로 많은 사람들이 맨발걷기와 어싱을 쉽게 이해할 수 있게 했습니다. 맨발걷기로 어싱의 효과를 누리기를 바라는 저자의 간절함이 곳곳에 스며든 이 책이 맨발걷기를 하는 모든 분들에게 도움이 되기를 희망합니다.

최근에는 성인병증후군(혹은 대사성증후군)이라는 병과 잘 치료되지 않는 면역성 질환이 점점 많아지고 있습니다. 잘 고쳐지지 않으니, 어쩔 수 없이 약으로 조절만 하는 병들 말입니다. 이런 병들은 조절이라도 잘 되면 좋으련만, 점점 악화되고 합병증도 오게 되니 더욱더 안타깝습니다. 어싱으로 염증이 완화되고 면역력도 회복되어 대부분의 질병의 완화를 꾀할 수 있다니 현대인에게 이보다 더 좋은 영양제가 어디에 있을까 싶습니다. 게다가 부작용이 거의 없으니 천연약이라고 단언할 수 있겠습니다.

물론 모든 사람이 좋아지는 것은 아닙니다. 이 책에 따르면 맨발걷기를 했을 때 A타입과 B타입이 있습니다. A타입은 어싱의 효과를 잘 느낄 수 있는 부류이며, B타입은 잘 못 느끼는 부류라고 설명합니다.

B타입은 개인적인 건강 상태로 말미암아 어싱의 효과를 충분히 누리지 못할 수 있다고 합니다. 예를 들어 혈액순환이 원활하지 않거나, 체내 물 균형과 전해질 균형이 좋지 않아 생체전류가 최적화되지 않으면 전기적 신호가 떨어져 어싱의 효과를 충분히 누리기 어려울 수 있습니다. B타입도 부족한 부분을 메운다면 A타입처럼 어싱의 효과를 누릴 수 있다는 가설은 설득력이 있다고 봅니다.

하지정맥류는 정맥의 구조적인 이상으로 혈액이 심장으로 제대로 흐르지 못하고 거꾸로 흐르는 병입니다. 어싱을 하게 되면 증상은 다소 호전시킬 수 있으나, 혈액순환이 원활하지 않은 정맥류가 계속 남아 있게 되므로 어싱을 하더라도 효과가 미약할 수밖에 없습니다. 따라서 맨발걷기와 어싱의 효과가 충분하지 않을 때는 하지정맥류 검사를 받고 치료받기를 권합니다. 하지정맥류를 치료하면 맨발걷기와 어싱의 효과를 더욱더 보지 않을까 생각됩니다.

모든 치료가 그렇듯 어싱도 중단하면 효과가 없어집니다. 여러 가지 요인으로 어싱 초반에 오히려 증상이 더 심해져 어싱을 중단하기도 합니다. 김도남 님은 이런 부분에 관심을 가지고 어싱을 좀더 오래 할 수 있는 방법을 고민합니다. 어싱을 하는 분들이 더 안전하게, 쉽게 포기하지 않고 좀더 오랫동안 효과를 보실 수 있게 말입니다.

어싱이 모든 병을 치료한다거나 표준치료가 존재하는 병(특히 암 등)까지 의사의 치료 조언을 무시하라는 이야기는 아닙니다. 이 책에서 사례로 설명하는 빠르고 완전한 치료는 일부일 수 있습니다. 의사는 늘 이야기합니다. 불편한 곳이 있다면 병원에 가서 진찰받고 의사의 권유에 따라 치료받으라고. 거기에 어싱을 같이 한다면 더 빨리 치유될 가능성이 높다고 믿습니다.

모든 치료가 그렇듯 만능은 없습니다. 하지만 어싱이야말로 여러 가지 방법 중에 좋은 방법이지 않을까 생각합니다. 건강 유지 수단이자 치유 수단으로 활용할 가치가 있는 안전하고 효과적이라는 것에 공감합니다. 그렇다고 지금 먹고 있는 약을 끊고 치료를 중단하라는 뜻은 아닙니다.

치료와 어싱을 병행하면서 증상이 호전되고 건강해지면 그때부터 약을 줄이면 됩니다. 조금이라도 건강이 좋아진다면 충분히 해볼 만한 가치가 있습니다. 돈과 시간을 덜 들이고, 부작용도 거의 없고, 치료 효과를 기대할 수 있는 치료 방법은 어디에도 없을 것 같습니다.

많은 사람들에게 어싱을 알리려고 노력하는 김도남 님께 다시 한번 감사드립니다. 아마도 의학계에 놀라운 바람이 불지 않을까 하고 생각합니다. 건강에 가까워지는 사람이 많아져 미래가 밝아질 것이라는 기대가 한껏 부풀어 오릅니다. 이 책을 읽는 모든 분께 항상 행복이 충만하길 기원합니다.

전문의 **박준호**, 더행복한흉부외과의원 대표원장

프롤로그

소중한 당신께
맨발걷기를 권합니다
함께, 오래, 건강하게

저는 뇌수술로 16년 동안 식물인간이 된 아내를 돌보아온 한 집안의 가장입니다. 2002년 하반기 아내는 허혈 증상과 두통을 겪기 시작했지만, 그녀의 젊음과 건강함 때문에 이런 전조증상은 무시되었습니다. 그 결과 2003년에 뇌경색으로 쓰러져 앰뷸런스에 실려 병원에 가게 되었고 '모야모야병'이라는 희귀 질병 진단을 받았습니다.

2007년 아내는 또다시 쓰러져 4시간 30분 동안 간접문합 수술을 받았습니다. 수술 후 의식을 찾아 일반병실로 옮겼지만 한 시간 만에 다시 의식을 잃었습니다. 34일 동안 중환자실에 있는 아내가 깨어나기를 간절히 기도했지만 아내는 결국 의식을 찾지 못하고 식물인간 상태가 되었습니다. 이러한 경험을 통해 가족이 건강을 잃는 것이 얼마나 갑작스럽고 순간적일 수 있음을 절실히 깨달았습니다.

저에게 맨발걷기는 가족 건강의 소중함을 절실히 느끼게 해준 선물이고, 타임머신이 있다면 아내에게 돌아가 전하고픈 크나큰 아쉬움이며, 아프지 않고 건강하게 살다가 평화롭게 세상을 떠날 수 있게 해주는 길입니다. 뿐만 아니라 맨발걷기는 여러분에게 치유와 회복을 통해 건강한 삶을 살 수 있도록 도와주는 보물이라 믿습니다.

최근 맨발걷기에 대한 관심과 인기는 급증하고 있으며, 신발을 벗고 이를 실천하는 사람들이 늘어나고 있습니다. 이러한 움직임을 강력히 응원하며 맨발로 걷는 모든 사람들에게 큰 박수를 보냅니다.

현대 도시 생활에서는 자연과의 접촉이 제한되어 자연이 주는 많은 혜택을 놓치게 됩니다. 대기오염·실내공기오염·가공식품 등의 환경적 요인 때문에 건강 문제가 발생하며, 도시의 소음·혼잡한 교통·인간관계의 압박 등으로 인한 정신적 스트레스와 우울증, 불안증에 시달리게 됩니다. 이처럼 자연과의 접촉이 줄면 우리의 건강에도 큰 영향을 미치게 됩니다.

일상생활에서 습관성 질환의 발병률이 늘어나는 가운데 의료비 증가도 불가피합니다. 1970년대 미국에서는 GDP의 약 8%가 의료비로 지출되었지만 2020년대에는 이 비율이 17%까지 상승하였습니다. 반면 다른 선진국들은 GDP의 9~12%를 의료비로 지출하고 있습니다.

대한민국은 2025년을 기준으로 65세 이상 인구가 전체 인구의 20%를 초과하여 초고령사회에 진입할 예정이며, 이 때문에 의료비 상승이 큰 영향을 받을 것으로 예상됩니다. 맨발걷기를 통해 건강하게 생활하는 사람들이 늘어나면 사회 전반의 변화와 의식의 전환으로 우리의 삶의 질이 향상되며, 의료비 상승을 억제하여 국가 재정도 건강해질 것입니다.

맨발걷기는 그 유래나 중요성을 고려했을 때 전기, 전화, 라디오, 텔레비전 같은 기술의 파급효과처럼 초고령화 시대에 건강하게 생활할 수 있는 방법으로 빠르게 확산될 것이라 예상합니다.

저는 맨발걷기의 효과를 많은 이들에게 전하고자 국제맨발걷기협회와 함께 서울숲 맨발걷기학교를 설립하였습니다. 서울숲에서는 매주 일요일 오후 3시부터 5시 30분까지 잘 정비된 맨발 길 4.5㎞(A, B, C 코스)에서 맨발걷기 어싱(Earthing) 이론과 지압(Reflexology) 이론, 제로 볼테이지 개별 측정 시연을 포함한 다양한 프로그램을 진행하고 있습니다. 2023년 8월 말까지 맨발걷기학교를 총 107회 진행하였으며, 누적 참가 인원은 2,140명에 달합니다.

저는 6년 동안 맨발걷기를 연구하면서 많은 사람들이 중간에 쉽게 포기하는 것을 목격하였습니다. 맨발걷기를 시작하면 발바닥의 민감한 감각, 불편함, 미끄럼 위험 등 다양한 이유 때문에 포기하는 사람이 있습니다. 그리고 현대사회의 바쁜 생활 또한 맨발걷기를 하는 데에 방해가 될 수 있습니다.

이 책의 핵심 내용 중 하나는 물과 전해질 균형의 다양성 때문에 맨발걷기의 효과를 느끼는 정도가 다르다는 것입니다. 그러다 보니 맨발걷기의 효과를 잘 느끼지 못하는 사람들이 쉽게 포기하는 경우가 많습니다.

맨발걷기는 일부 사람들에게는 치유의 방법으로 인식되기도 하며 질병으로 고통받는 사람 중에는 이를 통해 건강을 회복하고자 하는 이들이 많습니다. 하지만 유병자들의 생활상태와 특별한 조건 때문에 맨발걷기를 지속하는 것이 쉽지 않습니다.

이를 고려하여 저는 한국인에 꼭 맞는 맨발걷기 실용서를 집필하였습니다. 건강을 잃어버린 이들이 맨발걷기를 통해 건강을 다시 찾을 수 있도록 맨발걷기의 중요성과 맨발걷기의 올바른 방법을 널리 알리며, 120세 장수 시대의 건강한 삶을 함께 나누고자 합니다.

「국제맨발걷기협회」
「서울숲맨발걷기학교」

맨발쌤 *김도남* 드림

추천의 글 ·· 4
감수의 글 ·· 8
프롤로그 소중한 당신께 맨발걷기를 권합니다 함께, 오래, 건강하게 ········· 12

1장 맨발걷기 첫걸음 - 맨발의 이해

01. 맨발걷기, 누구나 할 수 있다 ······································· 20
02. 과학적으로 입증된 맨발걷기 ······································· 26
03. 내 맨발은 소중하니까 : 발 근육과 압력 ························ 33
04. 맨발로 올바르게 걷기 ·· 40
05. 부상 없이 내 맨발을 깨우는 5가지 걸음 ······················· 45
   1) 도장 찍듯 걷는 거북이걸음 ······································· 45
   2) 발가락을 뭉쳐서 걷는 솥뚜껑걸음 ····························· 46
   3) 발가락을 펼쳐 당겨서 걷는 개굴발걸음 ······················· 48
   4) 발뒤꿈치를 들고 까치발로 걷는 발레걸음 ··················· 49
   5) 발가락을 세워서 걷는 세우고걸음 ····························· 50
06. 맨발걷기, 그래도 망설여진다면 ·································· 53

CONTENTS

2장 맨발걷기의 즐거움 - 접촉하면 치유된다

01. 어싱, 건강할 수 있다 ············· 60
02. 어싱, 위대한 발견 ············· 65
03. 어싱, 되찾다 ············· 73
04. 어싱, 땅과 연결하라 ············· 86

3장 맨발걷기의 놀라움 - 치유의 힘은 어디서 올까

01. 지구와 통하는 보물지도 : 생체전류 ············· 106
02. 맨발걷기의 효과를 만끽하려면 : 균형의 중요성 ············· 111
03. 활성산소? 독일까, 약일까? ············· 116

4장 맨발걷기와 물 균형

01. 탈수를 예방하는 슬기로운 물 마시기 ············· 124
02. 좋은 물은 좋은 치유제 ············· 129
03. 물 마시기의 골든 타임 ············· 135

5장 맨발걷기와 전해질 균형

01. 전해질 보물찾기 …………………………………………… 146
02. 생체전류 최적화와 전해질 균형 …………………………… 149
03. 누가 싱겁게 먹으라고 하나? ……………………………… 154

6장 맨발걷기의 효과 - 증상별 활용법

01. 암, 두렵지 않다 ……………………………………………… 164
02. 불면증에서 탈출하라 ………………………………………… 168
03. 안 아프니 꿀잠 잔다 ………………………………………… 175
04. 혈당, 뚝 떨어졌어요 ………………………………………… 181
05. 피부, 정말 예뻐졌어요 ……………………………………… 186
06. 혈액순환 잘되면 희귀 질병에도 파란불 ………………… 195
07. 골다공증의 골든 타임 ……………………………………… 201
08. 방전되었으면 충전하세요 …………………………………… 207
09. 자연스럽고 안전한 습관 …………………………………… 212

부록1 맨발걷기학교 실제 후기 ………………………………… 219
부록2 맨발걷기 Q&A …………………………………………… 223
에필로그 맨발 덕분입니다 ……………………………………… 231
참고자료 ………………………………………………………… 235

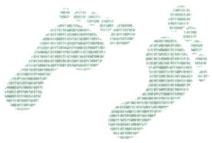

1장

맨발걷기 첫걸음

맨발의 이해

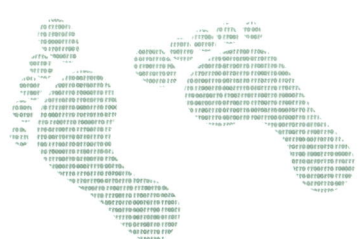

01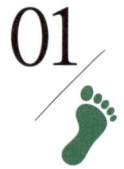

맨발걷기, 누구나 할 수 있다

인류는 수천 년 동안의 경험을 통해 땅과의 관계를 발전시켜왔습니다. 이 관계를 통해 자연의 변화와 시기를 파악하고 환경에 적응하며, 지구에서의 삶을 지속 가능한 방식으로 유지해왔습니다. 땅과의 접촉은 우리 몸의 에너지 흐름을 개선하거나 긴장을 완화하는 데 도움을 주며, 자연환경에서 시간을 보내며 자연의 힘을 체험하고 생명력을 느끼는 경험을 통해 우리는 자연과의 조화를 추구해왔습니다.

인간은 생물학적으로 맨발로 걷는 능력을 갖추고 있습니다. 맨발로 걷는 것은 자연스러운 동작이며, 맨발로 걷는 것은 일상적인 활동이므로 모든 사람은 기본적으로 맨발로 걷는 능력이 있으므로 신발을 벗고 맨발로 걷는 것은 누구나 할 수 있습니다.

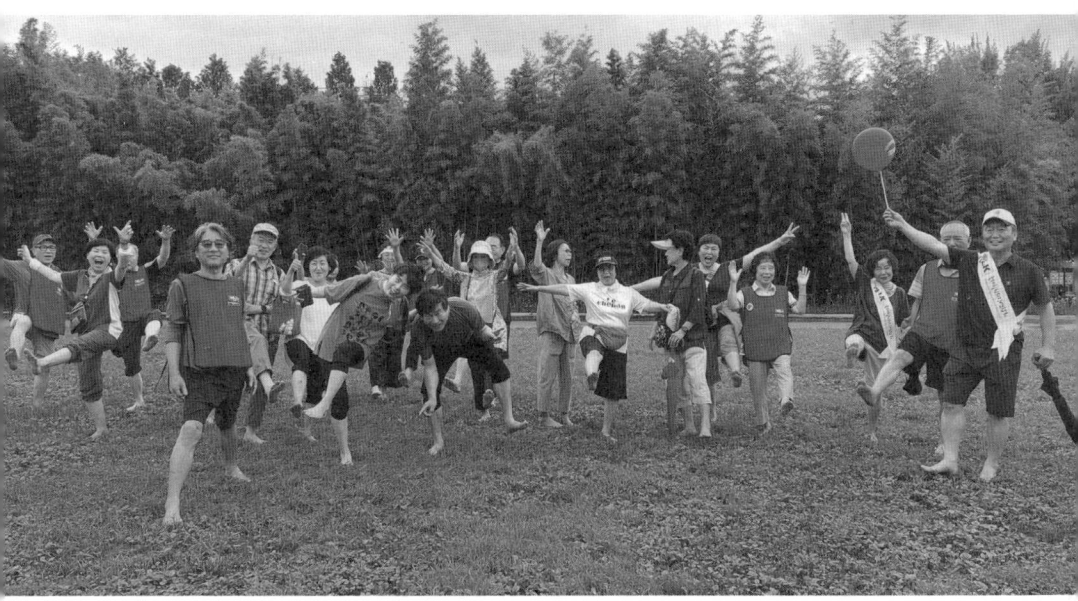

101회 서울숲맨발걷기학교 서울숲 잔디밭 맨발길

맨발로 자연 속을 걷는 것은 자연과의 직접적인 연결을 즐길 기회를 제공합니다. 흙, 모래, 자갈, 풀, 돌 등 다양한 표면을 발바닥으로 느끼면서 자연의 아름다움과 다양성을 체험할 수 있습니다. 그리고 신발이나 구두를 신지 않고 걷는 것은 자유로움을 느끼게 합니다.

자연 속에서 맨발로 걷는 것은 일상생활의 스트레스와 감정을 해소하는데 도움을 줄 수 있습니다. 자연의 평화로운 환경에서 걷는 것은 마음을 진정시키고 긍정적인 정서를 유도할 수 있습니다. 자연환경에서 맨발로 걷다 보면 창의성과 통찰력을 증진시키는 경험을 할 수 있습니다.

새로운 아이디어가 떠오르거나 삶에 대한 심오한 생각을 할 수 있습니다. 그리고 맨발걷기는 환경에 친화적인 활동입니다. 신발을 사용하지 않기 때문에 환경 부담을 줄일 수 있으며, 자연을 더 존중하고 보호할 수 있습니다.

인간의 발은 아치 형태로 설계되어 있으며, 발바닥과 발뒤꿈치 사이에 있는 힘 전달을 도와주는 아치 구조는 충격을 흡수하고 안정성을 제공합니다. 발바닥에는 많은 수의 민감한 신경과 혈관이 있어 지면의 특성과 온도 등을 감지할 수 있습니다.

이러한 구조와 기능 덕분에 인간은 맨발로 걷는 것이 가능하며, 자연과의 조화와 자유로움, 스트레스 해소, 체감 감각, 운동, 건강, 창의성을 향상하는 경험을 제공합니다. 이를 통해 삶의 즐거움과 안정감을 느낄 수 있으며, 자연을 더 깊이 이해하고 감사하면서 맨발로 걷는 것을 선호합니다. 맨발로 걷는 것은 땅과의 접촉으로 인한 어싱(Earthing) 감과 발지압(Reflexology)감을 느끼는 이점을 제공합니다.

맨발로 땅과 접촉해서 걸을 때 느끼는 어싱 감의 어싱이란 무슨 뜻일까요? 어싱은 지구 표면과 우리 몸을 연결하여 지구의 자연적인 에너지를 체험하는 과정입니다. 이것은 맨발로 땅 위를 걷거나 땅과 직접 피부접촉을 통해 이루어집니다. 이를 통해 우리 몸은 지구에너지 음전하를 띠는 자유전자를 흡수하게 되는데, 이것이 치유적인 효과를 제공합니다.

어싱의 기대효과는 다음과 같습니다.

혈액순환개선: 맨발걷기를 하면 땅과의 접촉을 통해 땅의 음전하를 띠는 자유전자가 적혈구로 유입되어 활성산소와 정전기를 제거한 후, 이로 인해 혈액이 희석되고 혈류가 개선되어 혈액순환에 도움을 줄 수 있습니다.

염증질환감소: 맨발걷기를 하면 땅과의 접촉을 통해 땅의 음전하를 띠는 자유전자가 우리 몸으로 유입되어 염증을 유발하는 활성산소를 제거함으로써 만성통증, 관절염, 심뇌혈관질환과 암 등의 염증 관련 질병을 치유하거나 예방하는데 효과가 있을 수 있습니다.

수면의질향상: 맨발걷기를 하면 우리 몸의 전기에너지와 지구의 전기에너지 전위의 조화를 통해 신경계와 호르몬 시스템을 안정시켜 스트레스 호르몬인 코르티솔을 안정화하고 수면 호르몬인 멜라토닌의 분비를 촉진해서 생체 리듬을 정상화하면 수면의 질이 향상되어 피로가 회복되고 걱정근심이 줄어들고 기분이 편안해져 꿀잠 잘 수 있습니다.

에너지대사활성: 맨발걷기를 하면 땅과의 접촉을 통해 발생하는 음전하를 띠는 자유전자가 세포의 미토콘드리아에 풍부한 전자를 공급합니다. 이 과정은 아데노신 3인산(ATP)을 활성화해서 결과적으로 우리 몸이 지칠 줄 모르는 컨디션을 유지하는 데 도움을 줄 수 있습니다.

근육긴장완화: 맨발걷기를 하면 근육 긴장을 완화하는데 도움을 줄 수 있습니다. 지구와 직접적인 접촉을 통해 지구의 음전하를 띠는 자유전자를 받아들이는 과정에서 발생되는 에너지 흡수는 근육 긴장을 감소하고 신체의 긴장을 완화하는 효과를 경험할 수 있습니다.

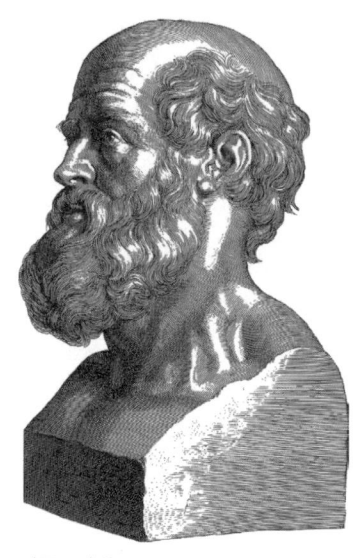

히포크라테스

회복 및 재활치료: 맨발걷기를 하면 땅과의 접촉을 통해 발생하는 음전하를 띠는 자유전자가 수술한 환자들의 상처회복력을 높여 줄 수 있습니다. 그리고 고관절, 무릎관절, 허리디스크 등의 환자들에게 재활치료의 효과를 높일 수 있습니다. 맨발걷기는 통증을 감소시키고 상처회복을 촉진하는 데 큰 도움을 줄 수 있습니다.

올바른 자세교정: 맨발걷기를 하면 발에 있는 근육과 인대를 강화하여 발의 구조와 기능이 개선 될 수 있습니다. 이로 인해 발뒤꿈치, 무릎, 골반, 척추 등의 정렬이 개선되고 자세를 교정하는 데 도움을 줄 수 있습니다. 또한, 발에 있는 저림 감이나 통증감소에도 도움을 줄 수 있습니다.

운동기능향상: 맨발걷기를 하면 땅과의 접촉으로 발생하는 음전

하를 띠는 자유전자를 통해 운동기능과 능력을 향상시킬 수 있습니다. 그리고 맨발걷기는 발의 감각과 균형감을 높여주고 발의 구조와 기능을 개선시켜주며, 신체의 전기 에너지의 균형을 잡아줍니다. 이는 운동 중의 부상을 예방하고 근력과 지구력을 증가시키며 회복을 촉진하는 데 큰 도움을 줄 수 있습니다.

히포크라테스는 기원전 5세기에 고대 그리스에서 활동한 의사이자 의학자입니다. 그는 의학의 아버지로 간주되며 현대 의학의 기초를 다지는 데 큰 영향을 미쳤으며, 걷는 것의 중요성을 강조한 "걷는다는 것은 인간에게 가장 좋은 약이다."라는 말은 그의 의료 철학이 반영된 내용 중 하나입니다.

그는 기원전 460년경에서 370년경 사이에 활동한 것으로 추정되며 당시 신발은 현대와는 매우 다른 형태였습니다. 이때의 신발은 주로 가죽으로 만든 샌들 같은 신발로 추정됩니다. 동물의 가죽은 땅과 전도가 잘되는 도체이므로 히포크라테스는 땅과 접촉하면 치유되는 어싱 메커니즘을 고려해서 "걷는다는 것은 인간에게 가장 좋은 약이다."라고 했을 것으로 추정해 봅니다.

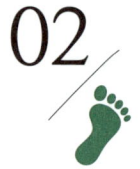

과학적으로 입증된 맨발걷기

요즈음 신발을 벗고 땅에 접촉해서 걷는 맨발걷기를 하는 사람들이 점점 늘어나고 있습니다. 맨발걷기는 자연과의 직접적인 접촉을 통해 발바닥의 지압 효과와 지구의 자연치유 에너지를 받는 어싱 효과를 경험할 수 있는 운동입니다. 또한 맨발걷기는 발의 센서를 활용해 질병 치유와 예방을 도모하면서 건강관리의 효율을 높이는 솔루션으로 알려져 있습니다.

맨발걷기의 인기는 자연과의 연결감과 건강에 대한 관심에서부터 시작되는 것 같습니다. 맨발로 땅에 접촉해 걸으면서 발과 발가락 근육을 자극하여 근력을 향상하고 지구의 자연적인 음전하를 띠고 있는 자유전자를 받아 세포에 손상을 주고 염증을 일으키는 주범인 활성산소와 정전기를 중화하고 소멸시켜 염증 수치를 안정화합니다. 통증을 완화해서 불면증을 예방하고 깊은 잠을 잘 수 있는 숙면 효과가 탁월하고 스트레스 완화와 에너지 충전감을 느낀다는 입소문 덕분에 맨발로 걷는 사람이 늘어나는 것 같습니다.

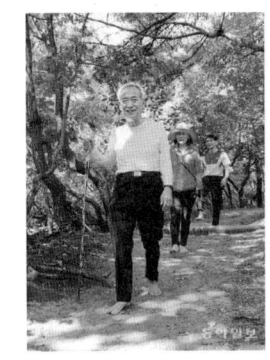

박성태 씨가 집 근처 경기 남양주시 와부읍 금대산을 맨발로 걷고 있다. 1월 말 전립선암 말기 판정을 받은 그는 2월 말부터 맨발로 금대산을 걷기 시작했는데 2개월여 뒤부터 건강이 좋아졌다. = 이훈구 기자

절망의 말기 암 판정을 받은 환자가 맨발걷기 2개월 만에 완치된 치유사례가 2022년 9월 10일자 〈동아일보〉 '100세 시대 건강법'이란 칼럼에 게재되면서 맨발걷기 효과가 널리 알려졌습니다. 2023년 7월 12일에는 KBS 1TV 〈생로병사의 비밀〉에서 '맨발로 걸으면 생기는 일'이 방영되었습니다.

'맨발로 걸으면 생기는 일'에서는 4주간 맨발걷기를 진행한 실험 참가자들이 식후 혈당 감소, 골격근 증가, 체지방 감소, 총 콜레스테롤 수치 감소와 중성지방 감소 등의 긍정적인 변화를 경험하였고, 모든 참가자들의 면역세포인 NK세포 활성도가 상당히 증가했다는 결과에 주목하며, 4주간의 맨발걷기 관찰 프로젝트에 관한 방송의 요점을 정리해보겠습니다.

맨발걷기국민운동본부 회원 1,652명에게 맨발걷기를 시작하게 된 계기를 물었는데 73.7%가 '질병 치유 효과 기대' 때문이라고 답했으며, 맨발걷기를 통해 실제로 치유된 경험이 있는지를 묻는 질문에는 79.5%가 '그렇다'고 대답했고, 치유 효과가 나타나기까지의 기간은 얼마나 걸렸냐는 질문에 '3개월 이내'였다는 답변이 가장 많았다.

맨발로 걸었을 때와 신발을 신고 걸었을 때 혈관 건강에는 어느 정도 차이가 있는지 50대 여성 8명을 신발 군과 맨발 군으로 나눈 뒤 하루 1시간씩 4주간에 걸쳐 걷기운동을 했습니다. 실험 첫날과 마지막 날 맥파신호분석기를 이용해 혈관 건강 및 스트레스 지수를 측정하는 간이 심박변이도 검사를 했습니다.

이후 각 그룹의 평균값을 산출한 결과 맨발그룹이 신발그룹에 비해 혈관건강 지수 변화의 폭이 더 큰 것으로 나타났으며, 스트레스 지수 역시 신발그룹은 걷기 전후에 변화가 없었던 데 반해 맨발그룹은 걷기 후 스트레스 지수가 감소했습니다.

혈관건강 지수가 향상된 것은 혈관 탄력성이 높아졌다, 즉 혈관의 나이가 젊어졌음을 의미합니다. 나이가 들어 혈관이 손상되면서 딱딱해지는 것이 동맥경화라고 하는데, 맨발걷기를 통해 혈관이 젊어지므로 동맥경화를 예방할 수 있을 것으로 생각됩니다.

스트레스 지수가 낮아진 것은 자율신경 조절 능력이 향상된 것을 의미하며 이는 우리 몸이 외부 자극이나 스트레스를 받을 때 잘 대처하게 되기 때문에 결과적으로 각종 질병으로부터 우리 몸을 보호할 수 있게 된다고 포항의료원 김진영 교수는 말했습니다.

4주간의 맨발걷기 프로젝트에 참여한 정수미(53세) 씨는 기저질환(고혈압, 고지혈증, 과체중, 당뇨 전 단계)이 있습니다. 그는 3년 전에 훌라댄스를 시작했습니다. 수영, 등산 등 30대 때부터 안 해본 운동이 없을 정도로 건강에 관심이 많은데 식단도 신경을 쓰고 있지만, 한번 터지면 걷잡을 수 없는 식탐 탓에 체중 관리에 번번이 실패했습니다. 정수미 씨는 혈압약을 먹은 지 10년 정도이고 최근에는 당뇨약을 먹어야 되나 고민하다가 도전하게 되었습니다.

두 번째 참가자 이무열(41세) 씨는 기저질환(고혈압, 고지혈증, 고도비만, 당뇨, 췌장염)이 있습니다. 그는 7년 전에 고혈압 진단을 받았으며 이후 고지혈증과 당뇨가 차례로 왔습니다. 대학 때까지 수구 선수를 했기에 건강만큼은 자신 있었습니다. 선수 시절 팔굽혀펴기 100번을 가볍게 넘겼다는데 이제는 10번도 채우기 어렵습니다. 과거에 중성지방 수치 측정 불가 판정을 받고 몇 년이 지나가니 건강관리가 너무 힘들어 도전하게 되었습니다.

세 번째 참가자인 권순조(60세) 씨는 기저질환(당뇨 전 단계, 지방간)이 있습니다. 건강관리에 관심이 많아 걷기 지도자 자격증까지 보유하고 있습니다. 그때는 몸이 굉장히 좋아진 것을 느꼈는데, 코로나 팬데믹으로 인해 운동을 하지 못하다 보니 몸이 안 좋아졌습니다. 권순조 씨는 걷기보다는 건강을 위해 차를 끓여 드신다고 합니다. 건강관리를 열심히 하고 있지만 최근 건강검진에서 지방간 판정을 받아

도전하게 되었습니다.

제작진은 참가자 3명을 4주간 관찰하기로 했으며, 본격적인 맨발걷기에 앞서 혈압검사와 체 성분 검사, 정밀 혈액검사를 실시했습니다. 4주간의 맨발걷기는 이 3명에게 어떤 변화를 가져올까 매우 궁금합니다.

4주간의 맨발걷기 관찰 프로젝트 절반이 지난 2주 후 도전자들을 다시 만났습니다. 꾸준하게 운동했지만 혈압과 체중 조절에 번번이 실패했던 정수미 씨는 맨발걷기 초기 며칠은 고비가 있었는데(종아리 근육도 아프고 발바닥도 화끈거렸는데) 지금은 지압 효과를 약간 즐기는 것 같다고 하며 시원한 느낌도 있다고 합니다.

지금 맨발로 걷고 있는 이 산은 정수미 씨가 지난 1년간 신발을 신고 꾸준히 걸었던 길인데, 신발을 벗었을 뿐인데 많은 점이 달라졌습니다. 발이 닿은 곳마다 흙의 촉감이 다르다는 것을 알게 되었고 마음이 편안해졌고 몸도 많이 가벼워졌습니다. 중성지방 수치가 높아 측정 불가 진단을 받았던 이무열 씨는 체중 때문에 어려움을 겪었지만, 맨발로 걷는 시간을 늘려가고 있으며 발바닥에 지압이 된다는 느낌이 드니 나도 모르게 건강해지고 있다는 느낌이 듭니다.

걷기 강사 권순조 씨는 집 앞에 있는 산을 오르고 있는데, 당뇨 수치 조절과 체지방 감량을 목표로 세웠는데, 벌써 뱃살이 줄면서 몸이 가벼워지는 것을 느꼈습니다. 무엇보다 수면의 효과가 정말 좋은 것 같다면서 앞으로도 맨발걷기를 쭉 해보려고 합니다,라고 합니다.

비가 오는 날이나 여행을 떠났을 때도 도전자 3인은 빠짐없이 맨발걷기를 실천했으며 4주간 맨발걷기 관찰 프로젝트가 종료되었습니다. 종료 후 참가자들의 체성분과 혈액을 검사했는데 4주간의 맨발걷기 결과는 놀라웠습니다.

권순조 씨는 체지방량이 빠지고 골격근량이 늘어나면서 가장 이상적인 변화를 보였는데. 변화가 없던 당화혈색소 역시 정상범위로 떨어졌습니다. 정수미 씨도 체지방량이 큰 폭으로 감소했고 중성지방 수치 또한 크게 줄었습니다. 면역세포라는 NK세포 활성도는 10배 가까이 늘어났습니다. 이무열 씨는 걱정했던 중성지방 수치가 크

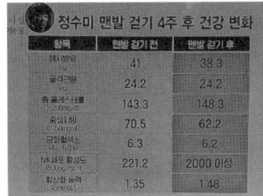 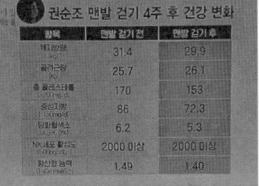

게 감소했으며 총 콜레스테롤 수치는 정상범위로 들어왔으며 NK세포 활성도는 무려 30배가 늘었습니다.

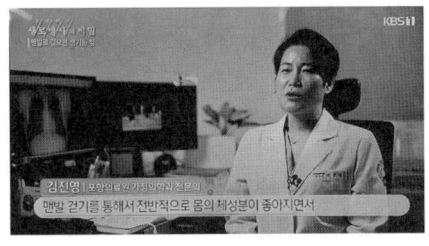

맨발걷기를 통해서 체성분이 좋아지면서 대사증후군을 포함한 성

인병을 예방하거나 호전시킬 수 있을 것으로 보이고, NK세포 활성도나 항산화 능력이 좋아진 것으로 보아 항암 면역능력 또한 증강할 수 있을 것으로 보인다고 포항의료원 가정의학과 김진영 교수는 말했습니다.

 맨발로 땅에 접촉해서 걸으면 걸으면서 발 근육을 자극하여 근력을 향상하고 지구의 자연적인 음전하를 띠는 자유전자를 받게 되면 세포에 손상을 주고 염증을 일으키는 활성산소와 정전기를 중화하고 소멸시켜 염증 수치를 안정화하고 통증을 완화해서 숙면 효과가 탁월하며. 스트레스 완화와 에너지 충전감 효과를 제공하는 맨발걷기는 누구나 할 수 있으며 맨발걷기의 효과는 점점 더 과학으로 입증되고 있습니다.

03

내 맨발은 소중하니까
: 발 근육과 압력

 지압은 손가락이나 손바닥 등으로 몸의 특정 부위에 압력을 가하는 기술입니다. 이 기술은 전통적인 한의학의 경락과 경혈 이론에 근거를 두고 있으며, 대체의학의 한 형태로 간주됩니다. 지압은 체내의 에너지가 자오선(子午線) 경로를 따라 흐르는 것을 기반으로 합니다. 이 경로를 따라 에너지의 흐름을 원활하게 유지하고, 나쁜 영향을 주는 요인을 제거하여 건강을 개선하는 것이 지압의 치료 개념입니다.

 압력은 손, 팔꿈치, 기구 등을 사용해 전달할 수 있으며, 압력을 가하는 부위와 방법은 다양합니다. 일반적으로 지압은 특정 경락 점을 압력으로 자극하는 것을 포함하며, 이를 통해 에너지의 흐름을 조절하고 조직의 기능을 개선하려는 목적이 있습니다. 지압은 통증 완화, 근육 이완, 스트레스 감소 등 다양한 증상의 관리에 사용될 수 있으며, 많은 사람들이 건강 유지와 개선을 위해 지압을 선택합니다.

발 지압(Reflexology)은 발의 특정 부위에 압력을 가해 체내 다른 부위와 연결된 경로에 영향을 주는 기술입니다. 발은 우리 몸의 하부에 있어 체중을 지탱하고 균형을 유지하는 역할을 합니다. 또한 발에는 많은 뼈, 관절, 근육이 있으며, 모세혈관이 많이 분포되어 있습니다. 따라서 발의 건강을 잘 관리하고 혈액순환을 원활하게 유지하는 것은 매우 중요합니다.

발 지압의 기대효과는 다음과 같습니다.

만성변비 해소: 발 지압은 장운동을 촉진해 변비를 완화하는 효과가 있을 수 있습니다.
심장 기능 강화: 발 지압은 심장 기능을 향상하는 데 도움을 줄 수 있습니다.
고혈압 관리: 발 지압은 혈압 조절에 도움을 주며, 고혈압 관리에 도움이 될 수 있습니다.
근육 통증 해소와 혈액순환 활성화: 발 지압은 근육 피로와 통증을 완화하는 데 도움을 줄 수 있으며, 혈액순환을 활성화하는 효과도 있을 수 있습니다.
면역 체계 강화: 발 지압은 면역 체계를 강화하는 데 도움을 줄 수 있습니다. 또한 발바닥의 아치는 발바닥의 혈액 펌핑 효과가 있으

며, 발바닥 아치의 스프링 효과는 근골격계 질환에서 통증을 완화하는 데 도움이 될 수 있습니다.

발바닥의 아치(Arch)는 인체공학적인 관점에서 중요한 기능을 합니다. 이 아치는 스프링과 유사한 역할을 하며, 걷거나 뛸 때 발에 가해지는 충격을 흡수하고 부드럽게 전달해줍니다. 이를 통해 근골격계의 근육과 신경에 가해지는 부하를 완화할 수 있습니다.

구두나 높은 힐을 신고 보도블록을 걸으면 발바닥 아치의 스프링 기능이 충분히 작동하지 않을 수 있습니다. 걸을 때 발에 가해지는 충격이 근골격계에 직접 전달되어 통증을 유발할 수 있습니다. 특히 충격이 반복되고 쌓이는 경우 근골격계에 부담이 증가하여 다양한 통증과 불편을 경험할 수 있습니다.

발바닥 아치가 제2의 심장이라고 주장하는 이론을 일부 사람들은 제기하고 있습니다. 발바닥 아치는 인체의 구조적인 특징으로서 체중을 지탱하고 걷는 동작에서 충격을 완화하기 위한 역할을 합니다. 이와 관련하여 혈액순환에 대한 역할은 주로 심장과 혈관계의 기능과 연관되어 있습니다.

발바닥 아치는 걷는 동작에 따라 압축과 이완이 반복되면서 혈액 펌핑 작용을 합니다. 이러한 펌핑 작용은 발등의 대동맥을 통해 발생하며, 이를 '아치의 혈액 펌핑 기능'이라고 설명하고 있습니다. 그러나 이에 대한 과학적인 연구나 의학적인 근거는 아직 충분히 확립

되지는 않았습니다.

 신발을 신고 발바닥 아치가 꽉 끼면 아치의 혈액 펌핑 기능이 악화되어 혈액순환을 방해한다고 합니다. 따라서 발바닥 아치와 신발 깔창 사이의 관계가 혈액순환에 어떠한 영향을 미치는지에 대해서는 더 많은 연구가 필요해 보입니다.

 발가락 운동은 발바닥 근육을 강화하고 발가락의 유연성과 움직임을 향상하기 위해 권장되는 운동입니다. 발가락은 걷는 동작에서 발바닥에 대한 부하를 분산시키고 충격을 흡수하는 역할을 합니다. 신발 깔창을 사용하거나 일상생활에서 발가락을 충분히 활용하지 않으면 발가락의 근육과 관절은 약해지고 제대로 작동하지 못할 수 있습니다.

 발가락 운동을 통해 발가락 근육을 강화하면 발의 안정성과 균형이 향상되며 발의 힘이 더욱 효과적으로 전달될 수 있습니다. 이를 통해 총총한 보행을 개선하고 발에 가해지는 스트레스와 부담을 줄일 수 있습니다. 발가락의 유연성과 움직임이 향상되면 걸음걸이도 자연스럽고 편안해질 수 있습니다.
 특히 발가락 4,5번은 발의 외부 측면에 있으며 신발의 압력을 흡수하고 지지하는 역할을 합니다. 이들 발가락을 충분히 사용하지 않으면 발의 부하가 불균형하게 분산되어 고관절 통증이 발생할 수 있습니다. 발가락 운동은 이러한 부분을 개선하고 발의 균형을 회복하는 데 도움을 줄 수 있습니다.

발가락 운동은 발의 기능을 유지하고 발에 관련된 통증을 예방하기 위해 권장되는 운동입니다. 발가락을 규칙적으로 움직이고 강화하는 운동을 통해 발의 건강을 유지해서 중국영화에 나오는 '강시걸음'처럼 총총한 보행을 개선할 수 있습니다.

윌리엄 피츠제널드(William Fitzgerald)와 유니스 잉검(Eunice Ingham)은 발 지압에 대한 연구와 이론을 개발하고 발전시킨 중요한 인물입니다. 피츠제널드는 1913년에 '존 세러피(Zone Therapy)'라는 이론을 소개하여 발과 손에 특정 부위를 압박하여 다른 부위에 미치는 영향을 연결했습니다. 이를 통해 특정 부위에 압력을 가하면 해당 부위와 연결된 다른 부위의 증상을 완화할 수 있다고 했습니다.

잉검은 1930년대에 피츠제널드의 이론을 과학적으로 발전시켰습니다. 그녀는 발을 중심으로 한 손으로 발의 특정 지점들을 지압하고, 이를 통해 신체의 장기와 시스템에 영향을 미치는 방법을 개발했습니다. 그녀의 연구와 지도를 받은 후에는 발 지압이 더욱 정교한 치료 방법으로 발전하였습니다.

오이그스터(Fr. Josef Eugster)는 타이완에서 선교활동을 하면서 발 지압을 일반인에게 널리 알렸습니다. 그의 노력과 활동을 통해 발 지압은 타이완을 비롯한 많은 지역에서 인기를 얻었고 일반인들에게 널리 알려졌습니다.

유럽과 다른 선진국에서는 발의 중요성을 이해하고 발 치료 전문

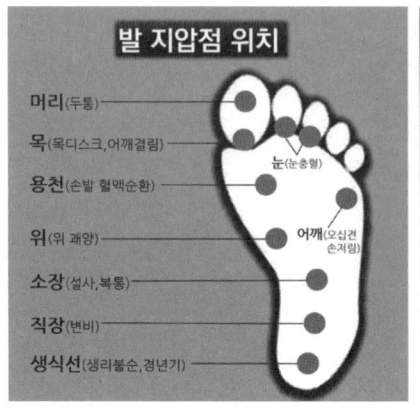 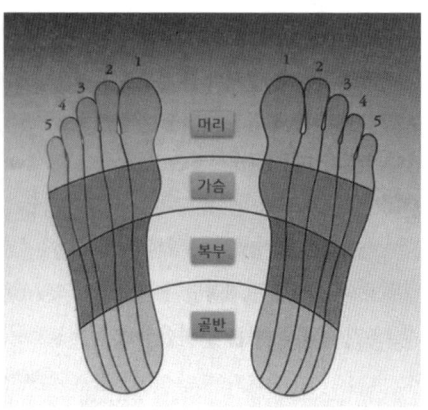

발 지압점과 발 반사구

가들이 활동하는 족부전문의 제도가 활성화되었습니다. 이러한 전문가들은 발의 문제와 장애를 다루는 데 전문화되어 있으며 발 지압을 통해 치료와 케어를 제공합니다. 이들은 발을 치료하는 병원이나 치료 시설에서 활동하며 발의 건강과 치료를 위해 전문적인 서비스를 제공합니다.

반사구 이론은 발을 자극함으로써 몸의 다른 부위와의 상호작용을 강화하는 개념을 기반으로 합니다. 발은 우리 몸에서 가장 많은 반사구를 포함하고 있으며, 각 반사구는 몸의 다른 부분과 연결되어 있어 해당 부위와의 상호작용을 도모합니다.

발 반사요법은 발바닥, 발등, 종아리 등의 반사구를 압박하거나 마사지하여 기관의 기능을 향상하고 혈액순환을 촉진합니다. 이를 통해 체내의 노폐물과 독소를 배출하여 자연치유력을 강화하고 건강을 개선하는 것이 목표입니다. 발 반사요법은 전통적인 지압 요법으로서 경락이나 경혈 이론과 연관된 접근방식입니다. 발에 있는 반사구를 자극함으로써 해당 반사구와 연결된 기관이나 부위에 자극을 전달하고 영향을 줄 수 있다고 믿습니다.

이를 통해 신체의 균형을 유지하고 건강을 촉진할 수 있다고 합니다. 발의 각 부분이 특정 내장 기관과 연결되는 것은 반사구 이론의 한 측면이며, 이 이론에 따르면 발의 특정 부위를 자극하면 해당 부위와 연결된 기관이나 부위에 긍정적인 영향을 미칠 수 있다고 합니다.

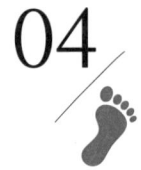

04

맨발로 올바르게 걷기

　자주 듣는 클래식 음악 방송에서 중저음 목소리로 전해진 청취자의 이야기에 귀를 기울였습니다. 그 이야기는 비 오는 날의 우중 등산을 통해 얻은 특별한 경험을 담고 있었습니다. 비 오는 날 등산 시 등산화가 젖고 그로 인해 발이 질퍽한 느낌을 주는 것에 대한 불편함을 겪던 중, 등산화를 벗고 맨발로 우중에 등산을 해보면서 등산화의 젖음과 불편함을 떠나 자유롭고 상쾌했던 경험을 소개하는 내용이었습니다.

　이런 경험은 오래된 인식과 습관에 도전하고, 새로운 관점을 통해 자연과 소통하며 더 깊은 감각을 느낄 수 있는 특별한 순간입니다. 이렇게 경험을 통해 우리는 자연과의 조화를 찾고, 무감각한 습관과 인식을 돌아보며 더 풍요로운 삶을 추구할 수 있습니다.

지난 2023년 7월 12일에 방송된 KBS 1TV 〈생로병사의 비밀〉 '맨발로 걸으면 생기는 일' 내용 중 한국스포츠정책과학원이 참여해서 "맨발걷기는 왜 운동효과가 더 좋은 것일까"를 주제로 걷기 전후 체온 변화를 관찰한 신발보행과 맨발보행의 차이를 여러 가지 실험으로 확인해 본 내용을 정리해 보겠습니다.

맨발걷기는 왜 운동효과가 더 좋은 것일까? 먼저 걷기 전, 후 체온 변화를 관찰했습니다. 걷기 전 하체의 체온을 측정하고 신발과 맨발로 각각 20분 걷기를 한 뒤 다시 체온을 측정했습니다. 그 결과 신발보행 시에는 종아리 부분은 체온이 오르고 허벅지 부분은 체온이 떨어진 반면 맨발 보행 시에는 종아리뿐 아니라 허벅지 부위까지 체온이 상승했습니다.

한국스포츠정책연구원 김태완 박사는 신발을 신었을 때보다는 맨발로 걸었을 때가 혈액순환이 훨씬 더 많이 되는 변화가 다소 있는 패턴이 나왔기 때문에 다르게 해석하면 전체적으로 맨발로 걸을 때가 오히려 신진대사가 더 원활하다고 하였습니다.

그 이유는 맨발로 걸었을 때 뒤꿈치가 충분히 닿고 그다음에 아치 즉, 족궁(足弓) 부분이 바닥에 완전히 닿고 엄지발가락과 두 번째 발가락에서 충분히 추진을 얻는 형태의 패턴이 나왔기 때문에 맨발걷기는 이상적인 보행 패턴이라고 하였습니다.

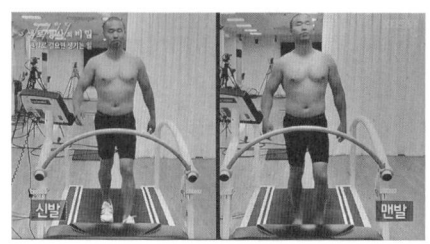

트레밀에서 신발 & 맨발 비교

평소 신발을 신고 걸을 때 우리의 발은 외부의 위험으로 보호되는 대신 높은 굽과 깔창 때문에 발과 발가락의 움직임이 거의 없는 데 비해 신발을 벗고 맨발로 걸을 때 그제야 발의 본래기능이 제대로 작동할 수 있습니다.

평소 신발을 신고 걸을 때 우리의 발은 외부의 위험으로 보호되는 대신 높은 굽과 깔창 때문에 발과 발가락의 움직임이 거의 없는 데 비해 신발을 벗고 맨발로 걸을 때 그제야 발의 본래기능이 제대로 작동할 수 있습니다.

발은 뼈 52개와 근육 38개와 인대 214개가 지탱하며 움직이도록 정교하게 설계되었습니다. 맨발로 걷게 되면 뒤꿈치부터 발가락까지 발이 지면에 고르게 닿은 과정이 반복되면서 안정적인 아치 형성과 함께 발 근육을 발달시킵니다. 이는 전신 건강에 매우 중요한 역할을 하게 됩니다.

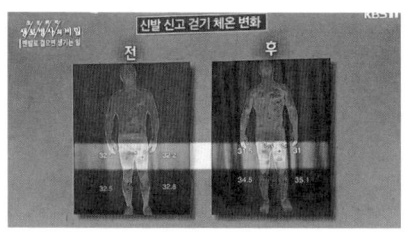

신발 신고 체온 변화

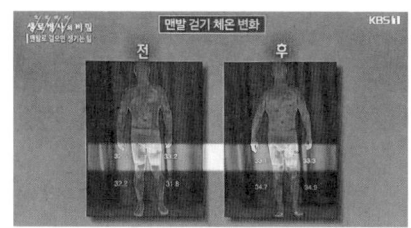

맨발 걷고 체온 변화

발바닥에는 아치가 있어야 하며, 아치가 있기 때문에 오래 걸을 수 있습니다. 레오나르도 다빈치는 발바닥 아치를 인체 공학의 최고의 걸작 품이라고 했을 정도로 발바닥 아치는 발

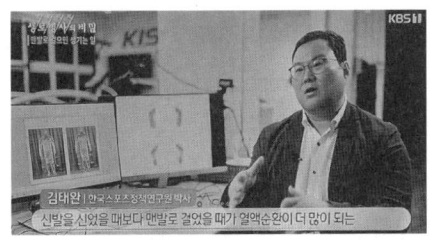
한국스포츠정책연구원 김태완 박사

기능의 핵심입니다. 아치를 족궁(足弓)이라고 하는데 발바닥의 모양이 활처럼 휘어져 붙은 이름이며, 아치는 크게 종 아치와 횡 아치로 나눌 수 있습니다.

종 아치는 내측세로아치와 외측세로아치로 나눌 수 있습니다. 종 아치는 발바닥 부분에 활처럼 휜 부분이며, 활처럼 휜 아치의 역할은 발에 가해지는 충격을 분산하고 완화해주는 것인데, 아치가 무너진 발을 평발이라고 합니다.

발바닥 아치는 내측세로아치, 외측세로아치, 횡선아치로 구성되어 있으며 걸을 때 매우 유연하게 지속적으로 그 모양을 변화시킵니다. 아치는 말 그대로 몸에 있는 스프링 시스템인데, 걷고 뛸 때 발생하는 충격에너지를 흡수하며 척추에 이르는 관절에 발생하는 충격을 줄여 줍니다.

족궁을 형성하는 골격은 인대를 비롯해 근, 건으로 연결되어 있기 때문에 올바르지 못한 걸음을 걷게 되어 족궁을 높이거나 낮추는 변화가 오면 통증을 유발하여 올바르지 못한 걸음걸이를 계속 유도하

고, 다시 족궁의 변화를 초래하는 악순환이 계속되면 발목통증-무릎통증-골반통증-요추통증-흉추통증-경추통증-두통까지 유발합니다.

족궁이 무너지면 다리 길이, 고관절, 골반, 척추와 갈비뼈가 변형되어 틀어지고 여성의 경우 비틀어진 골반은 불임과 생리통, 요통의 원인이 됩니다. 발은 뼈 52개와 근육 38개와 인대 214개가 지탱하며 움직이도록 정교하게 설계되어 있으며, 수많은 혈관들로 정밀하게 구성되어있고, 중족골이 서로 견고하게 연결되어 체중을 골고루 받쳐 주기 때문에 걸을 때 충격을 흡수해서 완충 작용을 하는 나의 소중한 발을 아끼고 사랑하며 올바른 자세로 맨발로 걷는 것은 건강에 매우 중요합니다.

05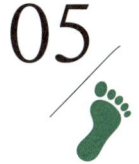

부상 없이 내 맨발을 깨우는 5가지 걸음

1) 도장 찍듯 걷는 거북이걸음

거북이걸음은 맨발로 걸을 때 부상을 최소화하는 효과적인 걸음으로서 돌멩이나 나뭇가지 같은 장애물과 부딪쳐 다치지 않도록 도장 찍듯이 발목을 수직으로 들어올리고, 발바닥의 뒤꿈치가 충분히 닿고 그다음에 족궁 부분이 바닥에 완전히 닿고 엄지발가락과 두 번째 발가락에서 추진력을 얻으면서 천천히 걷는 걸음입니다.

이렇게 걸으면 발과 장애물 사이의 충격이 분산되고 발과 다리에 가해지는 압력이 줄어들기 때문에 발목이나 발바닥에 부상을 입을 가능성이 낮아집니다. 특히 거북이걸음은 자연환경에서 맨발로 걷는 경우에 유용해서 야외에서 맨발걷기를 할 때 많이 사용되며, 맨

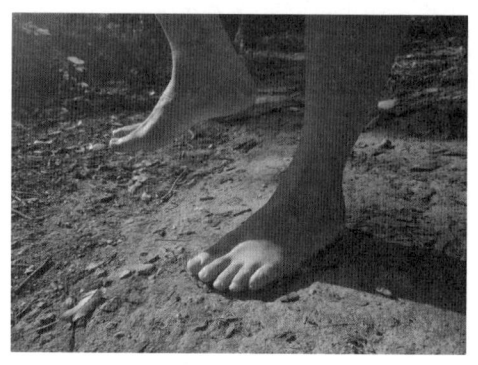
부상 방지를 위해 도장 찍듯 걷는 거북이걸음

발걷기에 입문하는 분들이 발 부상을 방지하기 위해 반드시 배워야 할 걸음입니다. 고관절에 힘을 빼고 발목을 수직으로 들고 발바닥을 뒤꿈치부터 먼저 내려놓는 동작은 발의 안정성을 높이고 발을 보호하는 데 도움이 됩니다.

이 방식으로 맨발로 걷는 동안 부상으로부터 발을 보호할 수 있으며, 발걸음에 대한 감각을 안전하고 편안하게 향상할 수 있으며, 경직되었던 관절 주변의 근육을 부드럽게 하여 근골격계의 통증이 완화되고, 족저근막염·무릎관절염·연골의 문제로 비롯된 퇴행성관절염, 고관절 통증, 척추관 협착의 통증을 해소하는 데 도움 주는 걸음입니다.

거북이걸음만으로 모든 부상을 예방할 수 있는 것은 아닙니다. 맨발로 걸을 때는 항상 주변 환경을 주의 깊게 살피고 소중한 발을 보호하면서 맨발걷기를 즐기시기 바랍니다.

2) 발가락을 뭉쳐서 걷는 솥뚜껑걸음

발가락 뭉쳐서 걷는 솥뚜껑걸음은 거북이걸음을 기본으로 하면서 발가락을 솥뚜껑처럼 모으고 충격을 분산시키기 위해 발뒤꿈치가 충분히 닿고 그다음에 족궁 부분이 바닥에 닿고 발가락에 직접적인 힘을 가해 발가락 자극을 극대화하면서 걷는 방식으로, 특히 엄지발가락 자극을 극대화하는 걸음입니다.

엄지발가락은 뇌와 직통으로 연결되어 있는 고속도로 같아서 엄지발가락을 자극하면 뇌의 자극이 더욱더 극대화되면서 활성화됩니다. 발가락은 뇌의 중추신경 계통과 연결되어 감각 정보를 전달하는 데 중요한 역할을 합니다. 발가락에 자극을 주는 것은 발가락의 신경 말단을 자극하여 뇌에 신호가 잘 전달되도록 합니다.

발가락 자극은 신경-근육 연결을 강화하고, 미세한 균형과 움직임 조절에 도움을 줄 수 있으며, 발의 형태와 구조를 개선하고, 더욱 정확하고 효율적인 걷기 동작을 도울 수 있습니다.

뇌는 발가락의 자극을 받으면 해당 신호를 해석하고 분석하여 운동 제어와 균형 조절 등 다양한 기능을 수행합니다. 발가락 자극은 뇌와 발가락 사이에 연결된 통신을 강화하며, 뇌의 활동을 촉진할 수 있습니다. 이는 뇌의 운동기능 향상과 운동학습에도 긍정적인 영향을 미칠 수 있습니다.

솥뚜껑걷기는 발가락을 모아 발 전체와 지면과의 접촉 면적을 줄이고, 발가락에 집중적인 힘을 가하는 방식이므로 발가락의 근육을 더욱 강화하고 발가락 자극을 극대화합니다. 이때 엄지발가락도 발가락들과 함께 사용되면서 발의 전체적인 안정성과 움직임을 개선

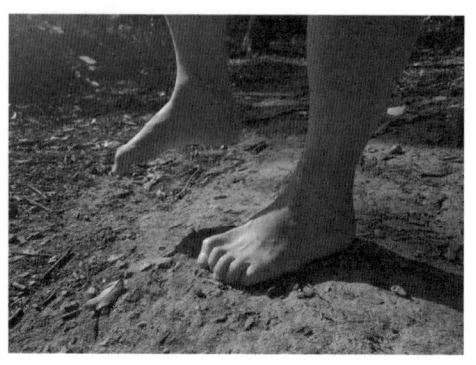
발가락을 뭉쳐서 걷는 솥뚜껑걸음

하는 데 기여합니다.

또한 발의 균형과 조절 능력을 향상시켜 민첩한 걷기 동작을 가능하게 하며, 두통을 해소하고 눈이 맑아지며, 이석증에도 도움을 주고 뇌졸중 치유에도 도움을 주며, 발의 기능을 최대한 활용하고 발가락을 강화하여 걷는 동안 발의 부상을 최소화할 수 있도록 도움을 줍니다.

3) 발가락을 펼쳐 당겨서 걷는 개굴발걸음

개굴발걸음은 발가락을 부챗살처럼 펼치고 당겨서 걷는 방식으로 거북이걸음을 기본으로 하면서 충격을 분산시키기 위해 발뒤꿈치가 충분히 닿고 그다음에 족궁 부분이 바닥에 완전히 닫고 발가락을 부챗살처럼 쫙 펼쳐서 발가락을 당기는 추진력으로 걷는 걸음입니다.

이 방식은 발뒤꿈치를 먼저 닿게 하고 발가락을 부챗살처럼 펼침으로써 발의 안정성을 유지하고, 걷는 동안 발가락을 당기는 추진력을 발휘하여 더욱 효율적인 발걸음을 만들어냅니다. 발뒤꿈치를 먼저 닿게 함으로써 충격을 분산시키고 안정적인 발걸음을 유지할 수 있으며, 발가락을 펼침으로써 발가락의 근육을 사용하여 발의 움직임을 지원합니다.

개굴발걸음은 발가락의 근육을 활성화하고 발걸음의 안정성과 효율성을 향상하는 데 도움을 줄 수 있습니다. 발뒤꿈치를 먼저 닿게 하고 발가락을 펼치는 것은 발의 안정성과 균형을 유지하는 데 도움을 주며,

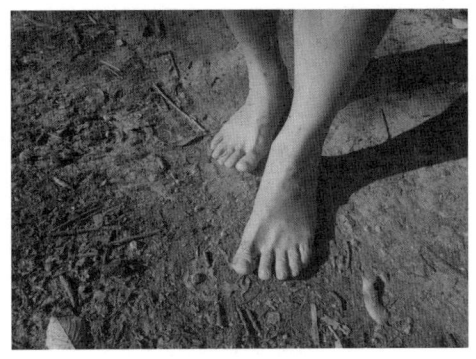

발가락을 펼쳐서 당겨 걷는 개굴발걸음

발가락을 당기는 추진력을 발휘함으로써 걷는 동작의 효율성을 높일 수 있습니다.

4) 발뒤꿈치를 들고 까치발로 걷는 발레걸음

발가락을 세워 까치발 모양으로 걷는 발레걸음은 거북이걸음을 기본으로 하면서 발을 세워서 온 체중을 발가락에 싣고 발가락의 힘을 활용하여 걷는 방식입니다. 이 방식은 발가락에 직접적인 자극을 극대화함으로써 뇌를 활성화하고, 특히 5번과 4번 발가락의 자극을 극대화함으로써 고관절 건강과 고관절 통증 완화에 도움을 줍니다.

발레걷기는 발가락의 근육을 활성화하는 데 중점을 두며, 발가락의 5번과 4번에 특히 주목합니다. 발가락 5번과 4번은 발의 안정성과 균형을 조절하는 데 중요한 역할을 합니다. 발레걷기는 발가락에 집중적인 힘을 가하고 발가락의 움직임을 자극하는 것으로, 발가락의 근육을 강화하고 발걸음의 정확성과 안정성을 향상할 수 있습니다.

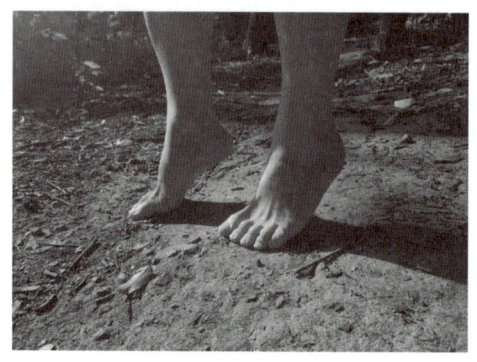
발뒤꿈치를 들고 까치발로 걷는 발레걸음

발가락에는 감각수용체가 많은데, 이 부위를 자극하면 해당 부위로부터 온 감각 신호를 뇌에 전달하고 뇌는 이러한 신호를 해석하고 응답해서 뇌의 기능을 향상하고 뇌 건강에 도움을 줍니다.

발레걷기는 고관절 건강과 고관절 통증 완화에도 도움을 줍니다. 발가락에 직접적인 힘을 가하고 발걸음의 안정성을 향상하는 것은 고관절에 가해지는 부담을 분산시킬 수 있습니다. 이는 고관절의 안정성을 향상하고 통증을 완화하는 데 도움을 줄 수 있습니다. 뇌질환·알츠하이머(치매)·파킨슨 예방과 치유에 도움을 주고, 불면증·우울증·공황장애·자율신경실조증·만성두통·이비인후과 질환에 도움을 주어 활력 증진에 큰 도움을 줍니다.

5) 발가락을 세워서 걷는 세우고걸음

발가락 세우고 걸음은 발가락을 하늘로 쳐들고 걷는 걸음으로 발가락을 세로로 세워서 걷는 방식입니다. 발가락 세우고 걸음은 거북이걸음을 기본으로 하면서 충격을 분산시키기 위해 발뒤꿈치가 충분히 닿고 그다음에 족궁 부분이 바닥에 완전히 닫고 발바닥으로만 천천히 걷는 걸음입니다.

신체 부위의 신경과 혈관이 집중되어 있는 발바닥을 통해 지면과의 접촉을 느끼고 외부 자극을 전달받습니다. 발바닥은 오장육부의 축소판이므로 발바닥의 자극이 극대화되면 오장육부가 건강해집니다. 발바닥 아치, 즉 족궁의 구조와 기능은 심장이 혈액을 몸 전체로 순환시키는 역할과 유사한 펌핑의 역할을 하므로 제2의 심장이라고도 합니다. 발바닥과 발바닥 아치를 땅에 닿아 자극하여 혈액순환에도 도움을 주는 걸음입니다.

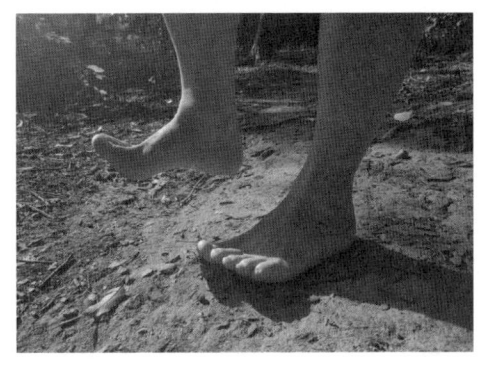
발가락을 하늘로 쳐들고 세우고걸음

발가락 세우고 걷기는 발바닥 아치에 있는 자유전자의 통로 K1 지점, 즉 용천혈(湧泉穴)을 자극하고 발바닥의 세밀한 움직임과 균형 조절에 큰 도움을 줄 수 있습니다. 엄지발가락을 중심으로 발가락을 세워서 걷는 것은 발가락과 손가락 근육을 적극적으로 사용하게 되어 오감을 깨우고 발걸음의 정확성과 안정성을 향상할 수 있습니다.

발가락 세우고 걷기는 발걸음에 더 많은 에너지를 투입하고 발바닥과 발바닥 아치의 자극을 더욱 예민하게 받는 데 도움이 됩니다. 이는 뇌와 발의 상호작용을 활성화해 뇌 건강에 도움을 주며, 오장육부를 건강하게 하고 목과 허리의 건강을 개선하는 데 도움을 줄 수 있습니다.

이 방식으로 발가락과 손가락의 촉각이 자극되고 예민해지면서 뇌를 활성화해서 뇌 건강과 목과 허리의 건강과 오장육부의 기능을 활성화하는 데 도움을 주어 해당 기관의 암이나 각종 질환을 치유하는 데 도움을 줍니다. 특히 오래 서 있어 정맥류가 생긴 사람에게는 긴장을 풀어주고 통증을 완화하는 도움을 줍니다. 발가락 세우고 걷기는 발의 안정성과 균형을 유지하는 데 도움이 되며 발가락과 손가락의 근육을 활성화합니다.

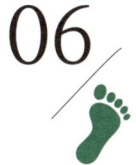

맨발걷기,
그래도 망설여진다면

맨발걷기라는 보물을 찾은 많은 사람들이 질병 치유와 예방 건강에 대한 기대를 가지고 맨발걷기를 시작하려고 매주 일요일 오후 3시 서울숲에서 진행하는 맨발걷기학교에 참가합니다.

저는 스쿨을 진행할 때마다 맨발걷기를 시작하는 분들에게 안전 수칙을 설명합니다. 맨발걷기를 시도하려는 분들은 발의 안전을 위해 안전 수칙을 지켜서 건강하고 안전하게 맨발걷기를 즐겨야 합니다.

전문가들은 안전한 맨발걷기를 위해서 걷기 전 반드시 10분간의 스트레칭을 통해 발과 관절과 근육을 부드럽게 해주는 것이 중요하다고 강조합니다. 초보자들은 평평하고 부드러운 흙길에서 보폭은

평소보다 짧게 하여 발이 땅이 닿은 느낌을 충분히 느끼면서 천천히 걷는 것이 좋습니다.

발걸음은 앞에서 배웠듯이 반드시 거북이걸음을 걸어야 합니다. 발을 질질 끌거나 땅을 차면서 걷다가 돌출 위험물에 부딪혀 통증을 느끼거나 상처가 날 수 있으므로 맨발로 걸을 때에는 땅에 도장을 찍듯 거북이걸음으로 걸어야 합니다.

맨발로 걸을 때는 눈앞 1~2미터의 지면을 응시하면서 걸어야 합니다. 맨발로 걷는 숲속 길과 흙길에는 날카로운 돌멩이나 유리조각, 가시 등의 위험물이 있을 수 있으니 눈앞의 땅을 계속 응시하며 위험물을 감지하고 피해서 걸어야 합니다.

정비되고 정해진 맨발 길 이외의 길로는 걷지 않고 길 밖의 풀숲에는 들어가지 말아야 합니다. 길이 아닌 풀숲에는 눈에 보이지 않는 가시나 낡은 철 구조물, 유리 조각 등의 위험물이 있을 수 있기 때문에 정비되고 정해진 길을 걸어야 합니다.

밤에 맨발로 걷는 것은 위험할 수 있습니다. 예상하지 못한 날카로운 물체나 돌이 있는지 살펴야 하고, 험한 지면을 걸을 경우 부상을 입을 수 있으므로 조심해야 합니다. 경사면이나 미끄러운 바닥을 걸을 때 미끄러지지 않도록 주의해야 합니다. 비가 오면 경사면과 미끄러운 바닥은 미끄러움이 심해져 넘어질 염려가 있으므로 보폭을 줄이고 무릎을 굽히고 허리를 약간 숙여 낮은 자세로 걸어야 합니다.

맨발걷기를 오랜 시간 동안 고강도로 실시하면 발과 무릎 관절에 과부하가 걸릴 수 있습니다. 이로 인해 통증이나 염증이 발생하거나 관절 질환을 악화시킬 수 있습니다. 따라서 맨발걷기를 할 때에는 적절한 시간과 강도를 유지하는 것이 중요합니다.

맨발걷기를 하다가 벌레에 물릴 수 있습니다. 이러한 가능성을 미리 이해하고 수용하는 것이 중요합니다. 우리는 완벽한 것을 기대하는 대신에 맨발걷기의 효과와 가치를 존중하고 주의력을 가지고 그것을 개선하는 노력을 기울일 수 있습니다. 특히 가을에 맨발로 잔디밭을 걸을 때는 될 수 있으면 빠른 속도로 걸어야 합니다.

추운 날씨에 무모하게 맨발걷기를 하면 감기나 저체온증을 경험할 수도 있고, 발가락과 발바닥이 동상에 걸릴 위험이 있습니다. 더운 날에는 발가락과 발바닥에 화상을 입을 수 있으므로 주의해야 합니다.

평발은 발의 아치가 낮아지거나 없어진 상태를 나타내며, 이로 인해 발의 충격 흡수 기능이 저하되면서 자세와 균형에도 영향을 미칩니다. 또한, 다른 관절에도 부정적인 영향을 미칠 수 있습니다. 따라서 평발이 있는 사람은 맨발걷기를 할 때 전문가의 지도를 받아야 합니다.

맨발걷기를 시작하는 분들은 파상풍 주사를 꼭 맞아야 하나요? 하는 질문을 많이 합니다. 맨발걷기를 시작하는 분들이 파상풍 주사

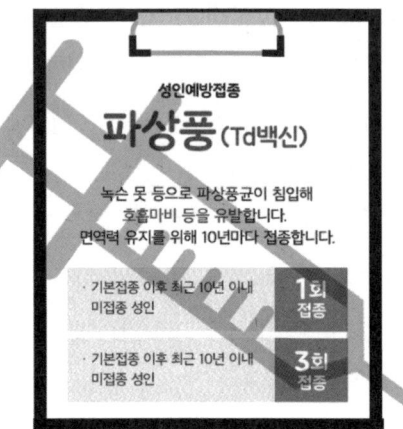

를 맞아야 할지는 개인의 상황 그리고 의사와 상담하여 결정해야 합니다. 파상풍으로부터 노출될 위험이 높은 곳이라면 파상풍 주사를 맞는 것이 좋습니다.

특히 노출된 발바닥에 상처가 발생할 수 있는 환경에서 맨발걷기를 할 경우 파상풍에 걸릴 위험이 높아질 수 있습니다. 개인적으로 파상풍의 염려가 크다고 판단되는 경우에는 정신건강을 위해서 예방적으로 파상풍 주사를 맞는 것이 도움이 될 수 있습니다.

파상풍 주사는 파상풍균(Clostridium tetani)에 의해 발생하는 파상풍이라는 감염병을 예방하기 위해 사용되는 백신입니다. 파상풍은 상처로 세균이 들어가 중추신경계로 이동하여 신경독소를 생성하고 근육을 경련시키는 신경성 질환입니다. 감염되면 심각한 근육경련을 일으킬 수 있어 생명에 위협을 줄 수 있습니다.

파상풍주사는 주로 DTP백신(Diphtheria-Tetanus-Pertussis)이라는 복합백신에 포함되어 있습니다. 일반적으로 10년 주기로 파상풍 접종을 받는 것이 권장 사항이며, 의사와 상담하여 적절한 접종 스케줄을 따르는 것이 중요합니다.

 맨발걷기는 차세대 건강관리 솔루션으로서 질병 치유와 예방 건강에 탁월한 효과를 얻을 수 있는 가성비 높은 좋은 운동입니다. 환경과 상황에 따라 부상을 입을 수도 있으므로 자신의 안전을 최우선으로 생각해야 합니다. 맨발걷기를 할 때는 첫째도 안전, 둘째도 안전, 셋째도 안전입니다.

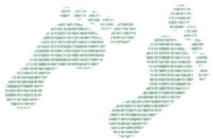

2장

맨발걷기의 즐거움

접촉하면 치유된다

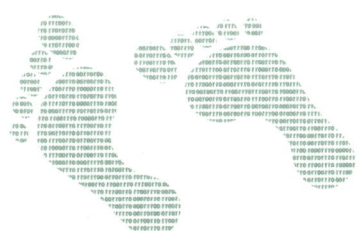

01

어싱,
건강할 수 있다

> ※ **일러두기**
> 『어싱』은 어싱 이론을 다룬 권위 있는 책이다. 그럼에도 전문적인 내용과 난이도 때문에 읽는 데 어려움을 느낀 분들이 많아서 쉽게 설명해달라는 요청을 많이 받았다. 그래서 2장은 어싱 이론을 쉽게 이해할 수 있도록 그 내용을 요약 해설하였는데, 더 깊은 내용을 확인하고 싶은 분들께서는 2장을 읽은 후 직접 『어싱』을 읽어보시기 바란다.

인체에는 전기가 흐르고 지구에도 전기가 흐릅니다. 지구는 태양 방사선, 번개, 지구 핵에서 나오는 열 등으로 끊임없이 충전되는 6해(垓, 경京의 만 배, 자秭의 만분의 일) 톤짜리 배터리와 같습니다. 지구 주변에서는 분당 5,000번씩 번개가 치면서 지구에 자유전자가 계속 보충된다고 합니다.

인체는 대부분 물과 광물질로 구성되었습니다. 지구와 인체는 전자가 잘 이동하는 훌륭한 도체입니다. 음전하인 자유전자는 자연현상에 의해 충전되고 지구 표면에서 끊임없이 진동하며, 우리 몸과 땅이 직접 접촉하면 쉽게 몸 안으로 들어옵니다.

어싱(earthing)이란 지구 표면에 존재하는 에너지에 우리 몸을 연결하는 것입니다. 맨발걷기를 하면 땅의 자연 치유적 에너지를 우리 몸이 받아들인다는 것입니다. 땅과 연결하라 치유되리라!

햇볕을 쬐면 비타민D가 생성되고, 땅과 접촉하면 전자의 형태로 전기영양소가 섭취됩니다. 그것을 그라운드(ground)의 앞 글자를 따서 '비타민G'라고 합니다. 따뜻한 햇볕을 쬐면서 맨발걷기를 하는 것은 비타민D와 비타민G를 동시에 섭취하는 것입니다.

> **어싱의 효과**
> 어싱은 염증 질환과 만성통증을 완화하거나 없애줍니다.
> 어싱은 수면의 질을 향상하고 스트레스를 줄이고 차분하게 해줍니다.
> 어싱은 생체리듬을 정상화하고, 피를 맑게 하고, 혈압과 혈액순환을 개선합니다.
> 어싱은 에너지대사를 활성화해서 지칠 줄 모르는 컨디션을 유지해줍니다.
> 어싱은 근육의 긴장과 두통을 완화해줍니다.

만성염증 문제

2008년 〈워싱턴포스트〉 건강 관련 기사를 살펴보면 오늘날 건강 문제의 주요 원인은 면역계의 약화입니다. 천식이 폭증하고, 비염,

습진 같은 알레르기 질환자가 많아졌습니다. 루푸스, 다발성경화증처럼 면역 이상으로 인한 질환이 증가했습니다. 이런 질환은 선진국일수록 더 많이 발병하는데 현대적인 생활방식이 원인일 수 있습니다. 자가면역 질환은 면역계가 이상을 일으켜 자기 자신의 세포, 조직, 기관을 공격하는 난치병입니다.

미국에 자가면역 질환자가 1,500~2,400만 명에 이르는데 그중 75%가 여성입니다. 모든 병은 만성염증과 관련이 있습니다. 만성염증은 심장과 뇌에 혈액을 공급하는 혈관 내벽에 염증을 일으켜 심장마비와 뇌졸중을 초래합니다. 뇌 신경세포를 파괴하여 알츠하이머병을 일으킬 수 있습니다. 만성염증은 비정상 세포를 증식시켜 정상 세포가 암세포로 변이되도록 촉진합니다.

전기에너지 단절

『어싱-땅과의 접촉이 치유한다』(클린턴 오버 지음, 히어나무시스템, 2011)에서는 면역기능 이상을 초래하는 원인으로 지표면에 존재하는 자연적인 전기에너지와의 단절 그리고 그 때문에 초래된 체내 전자결핍 상태를 꼽습니다.

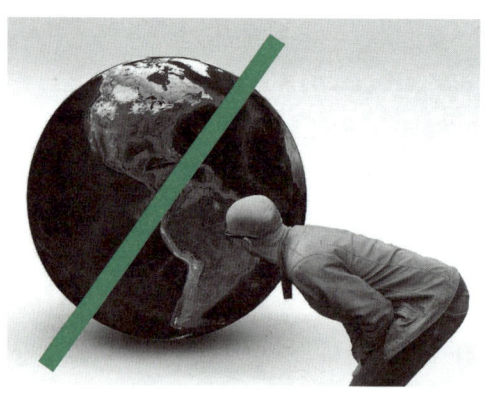

지구와 멀리 떨어져 있는 인간

만성질환이 급증하는

시기는 땅과 접촉이 끊기는 시기와 딱 맞아떨어집니다. 저는 땅과 단절되는 전자결핍은 유병률이 높아지는 이유라고 확신합니다. 땅과 단절된 많은 사람들을 땅과 이어주는 헬스 사업은 반드시 필요합니다. 제가 제공하는 정보가 폭넓게 활용되면 개인, 근로자, 정부 모두가 짊어진 의료비를 경감할 수 있는 근본적인 해법이 되리라고 봅니다.

단절 실험

독일 막스플랑크연구소에서 1960~70년대에 걸쳐 실험한 내용은 저의 주장을 확신하게 합니다. 지구 전기장을 차폐한 지하 방에 몇 달간 격리된 피실험자들을 살펴보니 전신 부정맥 현상이 나타나고 호르몬 균형이 깨지는 등 신체의 자동조절 기능에 이상이 나타났다고 합니다. 차폐된 지하 방의 지표면에서 측정된 것과 비슷한 전기 리듬을 보내자 정상적인 생리 패턴이 빠르게 회복되었다고 합니다.

신발 문제

발 치료 전문의이자 신발산업의 권위자인 윌리엄 로시(William A. Rossi)는 절연 소재로 된 신발 때문에 땅과 분리되어 초래될 건강 문제에 관심이 많았다고 합니다. 로시 박사는 발은 사람과 지구를 연결하는 핵심 고리라고 이야기합니다. "신발 밑창 때문에 땅 에너지에서 분리되고 땅의 느낌도 알 수 없게 되었고, 신발 바닥은 우리를 병들게 하여 죽이고 있다."라고 했습니다.

건강과 라이프 스타일 전문 강사인 데이비드 울프(David Wolfe)도 우리 시대에서 염증과 자가면역 질환을 초래하는 주범으로 신발을 주목했습니다. 신발을 신으면 그걸로 치유에너지와는 끝이라고 합니다. 이 책의 핵심 주제는 '우리가 맨발걷기를 통해 전기적 에너지를 다양한 주파수로 진동하는 자유전자의 형태로 흡수해야 한다는 것입니다.'

땅과 재결합

프랑스 농학자 마테오 타베라(Matteo Tavera)는 『신성한 임무(La Mission Sacree, 1969)』에서 "모든 생명체와 천지간의 전기적 에너지를 깨달아야 한다. 우리의 신성한 임무는 만물의 어머니인 대지와 재결합하는 것이다."라고 말합니다. 사육되는 소는 추위를 잘 타고 감기에 잘 걸리지만, 방목한 소는 병에 걸리지 않습니다. 야생동물은 땅에 끊임없이 접촉하면서 살기 때문에 인간의 도움 없이도 생존에 어려움이 없습니다. 반면에 집에서 키우는 반려동물은 땅과 접촉하지 못해 동물병원을 들락거리게 된다고 합니다.

02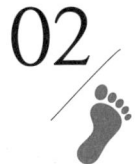

어싱, 위대한 발견

> **클린턴 오버 이야기**

케이블 방송 사업으로 출세 가도를 달리던 클린턴 오버(Clinton Ober)는 49세 때인 1993년에 세균이 간에 침범해 간농양이 발병하면서 간의 대부분을 제거하고 여행길에 올랐습니다. 집도 회사도 정리하고 캠핑카를 타고 4년 동안 미국 전역을 돌아다니며 자아와 사명을 찾아 헤맸습니다. 1998년 어느 날 세계 각국으로부터 온 여행객들이 신고 있는 신발을 보면서 땅과 절연된 상태가 건강에 어떤 영향을 미치지 않을까? 하는 의문을 갖게 되었습니다. 그때 텔레비전과 케이블 사업을 하던 생각이 났습니다.

케이블이 생기기 전에는 테레비전 화면에서 가로세로로 줄이 생

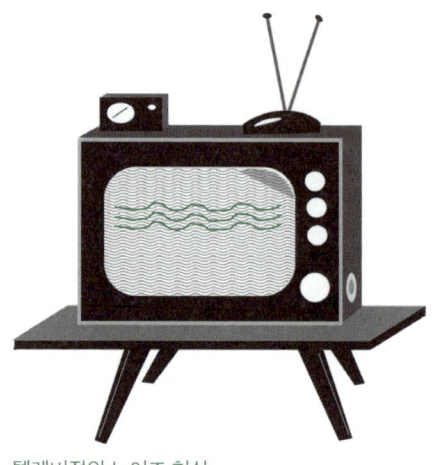
텔레비전의 노이즈 현상

기는 등 노이즈 현상이 발생했습니다. 우리도 운전하다가 송전선 근처를 지날 때 라디오나 버스의 테레비전 화면이 지지직거렸던 경험이 있습니다. 모든 케이블 기기는 반드시 어싱해서 지표면과 동일한 전위를 유지하게 합니다. 그렇게 함으로써 시청자들에게 깨끗한 화면을 제공할 수 있기 때문입니다.

클린턴 오버는 인체에도 전도성이 있다는 것을 알고 있었기 때문에 신발을 신은 사람들이 땅과 단절되어 있다는 것에 주목하였습니다. 예를 들어 어싱되는 침구에서 잠을 자면 어떨까? 하는 호기심으로 시작한 클린턴 오버의 가설과 연구는 『어싱』을 출간하는 주춧돌이 되었습니다.

끈기의 승리

클린터 오버의 어싱 이야기를 들은 사람들은 그를 미쳤다고 생각했습니다. 사람들은 구체적인 사실과 과학적인 근거를 원했습니다. 클린턴 오버는 과학자가 아니었기 때문에 어싱 하면 병이 낫는 현상을 수치화할 줄 아는 사람을 찾아다녔습니다.

어떤 과학자는 노골적으로 비웃기도 했고, 어떤 의사는 설령 클린턴 오버의 말이 사실이라 하더라도 굳이 의사에게 돈 갖다줄 필요 없이 신발만 벗으면 병이 낫는다,라고 말하겠냐고 했습니다. 어떤 연구자는 5년간 연구비가 500만 달러는 들 것이라고 했습니다.

클린턴 오버는 본인이 직접 연구하기로 결심하여 어싱을 과학적으로 파고들었습니다. 클린턴 오버는 어느 대학 수면 클리닉 학생들의 조언을 받고 전자산업용 보호 장비를 제작하는 회사와 협업하여 땅과 연결하는 어싱 패드를 제작하였습니다.

미용실 주인에게 어싱 패드를 사용하게 한 다음 긍정적인 효과를 보이자 그녀가 손님들에게 적극적으로 권하여 구매 지원자를 모집하였습니다. 클린턴 오버는 간호사의 도움을 받아 지원자 60명의 데이터를 수집하였습니다. 어싱/비어싱 그룹을 비교한 결과를 정리해서 2000년에 정전기와 관련된 기사, 논문 등을 제공하는 온라인 저널 〈ESD〉에 발표했습니다. 그때 발표한 어싱 효과는 다음과 같습니다.

참가자의 85%가 잠드는 시간이 짧아졌습니다.
참가자의 95%가 야간수면의 질이 향상되었습니다.
참가자의 82%가 근육경직이 상당히 줄어들었습니다.
참가자의 74%가 만성 요통, 관절통이 줄어들거나 없어졌습니다.
참가자의 100%가 자고 일어났을 때 몸이 가벼움을 느꼈습니다.

그 밖에도 천식, 호흡기 질환, 류머티즘 관절염, 고혈압, 수면 무호흡증, 월경 전 증후군이 상당히 호전되었다는 참가자들이 많았습니다.

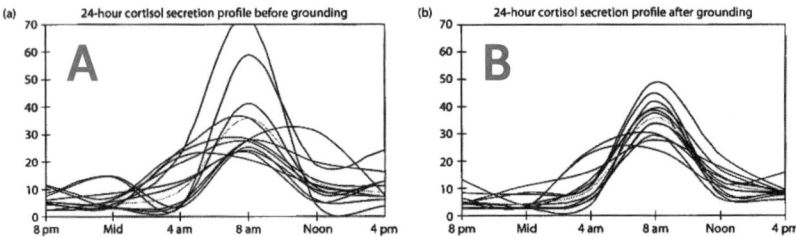

FIGURE 38.5 (**See color insert.**) Cortisol levels before and after grounding. In unstressed individuals, the normal 24 h cortisol secretion profile follows a predictable pattern: lowest around midnight and highest around 8 a.m. Graph (a) illustrates the wide variation of patterns among study participants prior to grounding, while (b) shows a realignment and normalization trend of patterns after six weeks of sleeping grounded. (From Ghaly M, Teplitz D. *J Alternat ComplMed* 2004;10:767–76.)

[정상적인 코르티솔 분비패턴으로 회복]
실험참가자들의 경우 어싱 전(그래프A) 코르티솔 분비 패턴이 제각각 인 반면, 어싱 후(그래프B)에는 정상패턴에 가까워졌습니다.

마술 진통 파스

류머티즘 관절염을 앓던 여성의 빠른 통증 완화를 경험한 클린턴 오버는 관절염이나 통증성 질환을 앓는 지인들을 대대적으로 불러 어싱 전극 패치, 어싱 케이블, 어싱 봉 등을 나눠주며 실험했습니다. 놀랍게도 모두가 통증이 빠르게 완화되었으며, 참가자 몇몇은 어싱 전극 패치를 '마술 진통 파스'라고 했습니다.

정교해진 연구

지표면 전위는 항상 음전하를 띱니다. 이는 지표면에 자유전자가 많다는 의미입니다. 자유전자는 이동할 수 있고 양전하를 줄입니다. 하늘에서 벼락이 내리칠 때 지표면의 음전하가 땅으로 내려오는 양전하를 감소시키는 역할을 합니다.

사람들이 어싱을 경험했을 때 만성통증이 줄어든다면 이는 통증이 양전하와 관련 있다는 의미가 아닐까? 하는 생각에 전기장이 없거나 낮은 환경에서 어싱을 했는데 결과는 똑같았습니다. 어싱은 주변의 전기적 상황과 관계없이 통증을 감소시켰습니다.

코르티솔 정상화

첫 연구를 발표한 후 전기장 연구에 관심이 많던 은퇴한 마취과 의사 모리스 갈리가 클린턴 오버의 이론을 일축하고자 수면 어싱 전후로 일일 코르티솔 분비량을 측정했는데, 총 12명의 실험 참가자는 수면장애·통증·스트레스를 호소하고 있었습니다.

4시간 간격으로 24시간 동안 타액 검사를 통해 실험 참가자들의 일일 코르티솔 수준을 측정했는데, 이 연구는 2004년 〈대체보안의학저널〉에 실렸습니다. 수면 어싱은 코르티솔 분비를 원래의 정상적인 분비 패턴인 오전 8시에 가장 높고 자정에 가장 낮은 패턴에 가깝게 돌려놓는 것을 알게 되었으며, 참가자들은 수면의 질이 향상되고 통증과 스트레스가 줄었다고 보고했습니다. 어싱을 한 첫날부터 효과가 바로 나타났습니다.

수면 문제

총 12명의 참가자 중 8명에게서 멜라토닌 수치가 2%에서 16%까지 증가했습니다. 어싱이 수면에 도움이 되는 것을 확인하고 클린턴 오버는 수면 문제를 조사했습니다. 2002년 〈뉴스위크〉 '잃어버린 잠을 찾아'라는 기사에 따르면 당시 미국에만 7,000만 명이 수면 문제로 고통을 받고 있다고 합니다. 20년 지난 지금은 그 수가 훨씬 더 많아졌을 것입니다.

다양한 선택

어싱 패드를 사려는 사람이 많아졌습니다. 여러 사람들의 입맛에 맞추다 보니 디자인, 형태, 옷감도 다양해져서 섬유산업 전문가의 컨설팅을 받게 되었습니다. 침대 전체 크기가 아니라 절반 크기의 패드를 필요로 하는 사람들이 있었고, 실내장식과 색상 취향 때문에 브랜드 컬러를 선택하는 문제도 등장했습니다.

스티븐 시나트라 이야기

통합 심장전문의 스티븐 시나트라(Stephen Sinatra) 박사는 심혈관계 환자의 치료에 정통의학과 대체의학을 모두 활용했습니다. 심장 근육세포는 10만 킬로미터에 이르는 혈관으로 혈액을 펌프질해야 하는데, 그는 심장 세포의 에너지 생산을 향상하기 위해 코엔자임Q10, 카르니틴, 마그네슘 같은 영양 보조제를 처방했습니다. 우리 몸에서 가장 전기적인 기관이 바로 심장이라고 했습니다.

심근 내 전기 신호에 의해 매번 심장박동이 일어나며 병원에서 심전도검사를 할 때도 이 전기 신호가 기록됩니다. 이처럼 심장에는 전기적 특성이 있기 때문에 스티븐 시나트라는 심혈관계에 유익한 영향을 미치는 에너지와 전기적 개념에

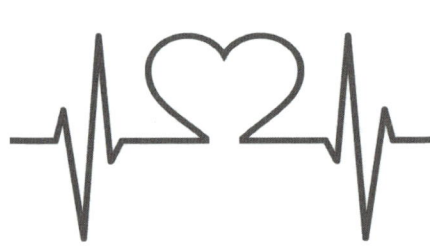

심장파동을 사랑으로 표현

관심을 갖게 되었습니다. 그러던 중 2001년 샌디에이고 전기의학회의에서 스티븐 시나트라는 클린턴 오버를 만났습니다. 클린턴 오버는 어싱 이론을 주장하였고 스티븐 시나트라는 매우 흥미 있게 받아들였습니다.

새로운 무기

혈관질환이 있으면 심장과 뇌에 혈액, 영양분, 산소가 공급되지 못해 심장마비나 뇌졸중을 일으키는데, 이 혈관질환의 주 원인이 만성염증임을 하버드대학 연구팀이 발표한 바 있습니다. 어싱이 염증을 줄일 수 있을까? 만일 그렇다면 미국 내 사망률 1위인 심장병과 그 밖의 수많은 염증 질환을 다스리는 새로운 무기가 될 수 있을 것입니다. 이 연구에 도움을 준 사람은 생물물리학자이자 『에너지 의학(Energy Medicine: The Scientific Basis)』의 저자 제임스 오슈만(James Oschman)입니다.

지신 의학(Earth/Body Medicine)

전기기술자들은 지표면에 음전하를 띤 자유전자가 많다는 사실을 알고 있습니다. 의학자들도 인체에 전기적 특성이 있다는 것과 활성산소로 인한 염증, 조직파괴, 질병의 핵심이 양전하성 분자라는 사실을 알고 있다고 합니다. 이를 토대로 클린턴 오버는 어싱으로 통증이 줄어든다면 그 까닭은 양전하를 띠며, 염증 과정에서 통증을 유발하는 활성산소를 어싱을 통해서 중성화했기 때문이라는 이론을 세웠습니다. 즉, 음전하를 띤 자유전자가 불(염증)을 꺼버린다는 이론이었습니다.

어싱하면 코르티솔 수치 정상화·수면의 질 개선·스트레스 감소 효과만 있는 게 아니라, 음전하를 띠는 자유전자가 인체 전도회로 안으로 들어와서 염증을 제거하는 효과까지 있다는 것이었습니다.

심신의학(Mind/Body Medicine)을 임상에 활용해 본 적은 있지만, 지신의학(Earth/Body Medicine)을 들어본 것은 처음이었기 때문에 시나트라 박사에게 이것은 기념비적인 발견이자 최상의 돌파구였습니다. 지신의학은 땅을 토대로 하는 철저한 전기의학이었으며, 발밑에 세기적 비밀이 있습니다. 이것은 무료로 천연 항염증제와 항산화제를 얻을 수 있는 비밀창고가 열린 것이라고 하였습니다.

어싱 패드

시나트라 박사는 건선으로 오랫동안 고생하였는데 낚시만 다녀오면 증상이 개선되는 경험을 하였습니다. 그 까닭이 햇빛, 비타민D, 스트레스 해소 덕분이라고 생각했는데 클린턴을 만난 뒤로 어싱의 효과도 있었다는 것을 알게 되었습니다. 시나트라는 어싱 패드를 사용하면서 낚시를 가지 않아도 건선이 완전히 사라졌다고 합니다. 건축업을 하는 밥은 노르웨이 출신 목수의 말을 들려주었습니다. 우리처럼 힘든 일을 하면서 살아남고 싶으면 아침에 일어나 맨발로 젖은 땅 위를 걸어야 해 그러면 쑤시고 아픈 증상이 없어지더라는 것입니다.

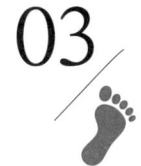

어싱, 되찾다

천연의 항염증제

 원조 천연 항염증제는 바로 지구(earth)입니다. 그리고 지구상 가장 큰 전자 제공자도 지구입니다. 음전하를 띤 자유전자가 막강한 군대처럼 땅에서 당신의 몸으로 질주해 들어와서 염증을 일으키는 양전하를 띠고 있는 활성산소를 가볍게 진압합니다.

 어싱의 부족으로 초래된 전자 결핍이 해소되고 치유 과정이 전개됩니다. 우리 몸의 염증, 질병, 통증은 정도의 차이만 있을 뿐 모두 전자결핍 현상입니다. 치료 약은 바로 여러분 발밑에 있습니다.

 2000년 클린턴 오버는 류머티즘 관절염으로 손, 팔꿈치, 발이 기괴하게 변형되고 거의 움직이지 못하는 6개월 시한부 노인에게 어싱을 했습니다. 열흘 후에 전화를 건 노인을 찾아갔더니 노인이 현관에 기대서서 기다리고 있었다는 것이었습니다. 상태가 많이 좋아진 노인은 부종도 없어지고 집안일도 하다가 5년을 더 살았다고 합니다.

염증이란 무엇인가?

염증은 병원균, 세포 손상, 외부 자극과 같은 해로운 자극으로부터 신체를 보호하기 위한 복합적인 생물학적 반응이며, 해로운 물질을 제거하고 환부 조직을 치유하는 방어반응입니다. 이 때 염증이 발생하지 않으면 상처와 감염이 치료되지 않고 조직파괴가 계속 진행되어 생존이 위협해질 것입니다.

활성산소란 무엇인가?

활성산소는 그간 부당한 평가를 받아왔으나 우리 몸에 꼭 필요한 작용을 합니다. 활성산소는 양전하를 띠는 분자이며, 안정된 상태를 이루기 위해 자유전자를 찾아 움직입니다. 활성산소는 전자를 좋아한다고 해서 친전자체라고도 합니다.

활성산소는 병원균으로부터 면역계를 방어하고 환부나 수술 부위의 조직 재건을 도우며, 신체 어느 곳에 문제가 발생하면 백혈구와 다른 특수세포를 현장으로 호출합니다. 백혈구는 순찰차처럼 체내 조직을 돌아다니며 감시하다가 바이러스, 박테리아, 외부 미생물 또는 내·외상으로 손상된 세포를 발견하면 즉시 대응 태세를 취합니다. 일부 세포는 강력한 활성산소를 대량으로 방출하여 손상된 세포와 외부 미생물을 공격합니다.

활성산소는 전자와 결합하기 위해 병원균이나 손상된 조직에서 전자를 빼앗아 옵니다. 이런 작용을 통해서 우리 몸에서 몰아내야 할 나쁜 세균을 죽이고, 손상된 조직을 해체해서 제거합니다. 이런 치유과정이 끝나면 면역반응 때 생긴 다량의 활성산소는 몸속에 있는 자유전자나 항산화 물질과 결합해서 중화됩니다. 이런 일련의 과정을 염증이라고 합니다. 이때 빨갛게 붓고 아프며 열이 나고 국소적인 기능장애가 나타납니다.

자유전자 부족

염증에는 급성과 만성 두 가지가 있습니다. 앞에서 설명한 반응은 급성염증의 과정입니다. 혈액에 있던 백혈구와 혈장이 상처 난 조직에 투입되어 나쁜 세균을 물리치는 필요한 과정인데, 문제는 만성염증입니다.

만성염증은 조직파괴와 치유 작용이 동시에 일어나는데 만성염증이 진행되면 활성산소의 주변에 있는 건강한 조직까지 공격합니다. 활성산소는 면역반응에서 주요한 역할을 합니다. 소임을 다한 뒤에도 면역반응이 종료되지 않고 건강한 조직까지 파괴하고 산화하면서 면역반응이 추가적으로 일어나고, 백혈구가 더 많이 투입되고 활성산소도 더 많이 생기는 악순환이 문제입니다.

활성산소는 전자를 필요로 하기 때문에 어싱을 통해 전자를 제공해서 중화해야 하는데 자유전자가 부족한 환경에서는 활성산소가 횡포를 부립니다. "애인을 찾아 헤매는 활성산소에게 자유전자를 안겨줘라!" 그것이 바로 어싱입니다. 어싱을 해야 활성산소들이 짝을 찾게 되고 짝을 찾게 되면 조용해집니다.

제2형 당뇨병

하버드 의대 심장의이자 수석연구원인 폴 리드커(Paul Ridker)는 류머티즘 관절염이 염증 질환이듯 심장병도 염증 질환으로 봐야 한다고 했습니다. 경미한 염증은 소리 없이 타들어 가는 약한 불처럼 혈관조직을 서서히 갉아 먹는다고 합니다.

혈관이 약화되고 혈관에 침착물이 쌓이면서 내경이 좁아지다가 결국 파열되면 심장마비나 뇌졸중을 일으킵니다. 콜레스테롤 수치가 정상인데도 심장마비나 뇌졸중을 일으키는 까닭은 C-반응단백(CRP)과 염증 간의 상관관계에서 찾을 수 있습니다.

CRP는 생화학 물질인데 CRP 수치가 높으면 심뇌혈관질환을 앓을 위험이 5배, 심장마비나 뇌졸중을 일으킬 위험이 4배 높습니다. 염증과 관련된 질환으로 증가 추세인 질환이 바로 당뇨병입니다.

성인에게 발병하는 제2형 당뇨병은 인슐린 저항성에서 시작됩니다. 인슐린 기능이 떨어져서 에너지 생산에 차질이 생긴다는 의미입니다. 연구원들은 복부 지방 조직에서 염증 물질이 과도하게 분비되는 데에 원인이 있다고 믿고 있습니다. 지방세포는 염증의 온상이라고 합니다. 비만이 왜 당뇨로 이어지는지 설명되는 과학적 근거이기도 합니다.

설탕이나 흰 밀가루 음식, 트랜스 지방, 고도 불포화 식물성기름, 가공육 등이 체내염증을 촉진하며 나아가 당뇨병에 걸릴 위험을 높입니다. 어싱과 염증 간의 상관관계가 발견되었다는 것은 원래 적응반응이던 염증이 대지와의 접촉이 끊기면서 전자가 결핍되어 변질되었음을 시사합니다.

생체 매트릭스

양전하를 띤 활성산소가 우리 몸 안을 활개치며 전장의 최전선을 형성할 때 우리가 땅과 접촉한다면 지구라는 거대한 음전하 덩어리가 몸속에 있는 양전하를 띠는 활성산소를 온전히 제압합니다. 제임스 오슈만은 인체를 생체매트릭스로 본다고 합니다. 몸과 땅이 연결되면 생체매트릭스의 전도성 조직이 자동으로 땅속 자유전자로 채워진다고 합니다.

관절염

가에탕 쉬발리에(Gaetan Chevalier)는 인체 전기배선을 전문으로 연구하는 전기생리학자이자 생물물리학자입니다. 2008년에 그는 어싱이 인체의 생리적 기능에 미치는 영향을 연구하였습니다. 그와 클린턴 오버는 관절염을 앓는 환자에게 어싱을 한 후 어싱

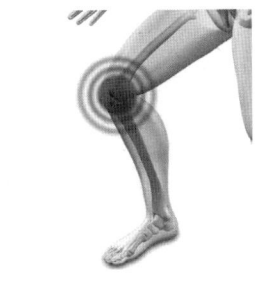

관절염으로 인한 통증

전·후의 통증 정도를 비교했습니다. 손의 통증 정도를 10~1로 놓고 볼 때 어싱 전 8~9였다면 어싱 후에는 2~3으로 떨어졌다고 합니다.

어싱 기본

2005년에 발표된 전기공학자 로저 애플화이트(Roger Applewhite)의 연구에서 두 가지가 확인되었습니다.

① 인체가 어싱되면 땅에서 몸속으로 또 몸속에서 땅으로 전자가 이동합니다. 그 결과 인체가 지구와 동일한 음전하 전위로 유지됩니다. 우리는 이 같은 자유전자 유입으로 체내염증이 억제된다고 가정합니다.

② 어싱은 인체에 전자기장의 영향을 크게 감소시킵니다. 애플화이트는 최첨단 전자산업에서 쓰이는 정전기 방전시스템 설계 전문가입니다. 〈유럽 생물학 및 생체전자기학(European Biology and Bioelectromagnetics)〉에 발표된 그의 연구에는 어싱 상태와 비 어싱 상태에서 인체를 전기적으로 측정한 결과가 실려 있습니다.

어싱 전극 패치와 어싱 침대패드 두 경우 모두에서 직접적인 주변 환경에서 유도된 전위를 즉각적으로 최소 70배 이하로 감소시켰습니다. 어싱은 전자기장을 물리칩니다. 모든 사람은 인공적으로 발생된 보이지 않는 전자기장에 둘러싸여 있습니다.

전자기장은 집, 사무실, 야외 어디에나 존재하며 주로 송·배전 때문에 발생하며, 벽 속에 있는 전기배선에서도 전자기장이 발생합니다. 콘센트에 가전제품의 플러그가 꽂혀 있지 않아도 전자기장은 발생합니다.

인체에 있는 전자가 주변 환경에 존재하는 전자기장과 반응하여 비정상적으로 동요됩니다. 그러나 어싱이 되면 그 동요로부터 차폐됩니다. 침대 머리맡에 스탠드, 시계, 라디오 등을 놔두고 잠을 자면, 전원이 꺼졌더라도 전선 주변으로 전기장이 형성되면서 그 전기장이 우리 몸까지 와 닿는다는 것을 사람들은 잘 모릅니다.

런던 임페리얼 칼리지와 워싱턴 대학교 환경 산업보건학과 연구팀의 연구 결과를 보겠습니다. 연구팀은 실내에서 전기에너지에 장시간 노출되면 감염·스트레스 퇴행성 질환의 발생 위험이 높아지고, 산소흡수율과 활력이 저하된다고 밝혔습니다.

어싱은 두뇌와 근육에 독특한 전기적 기능을 만들어냅니다. 어싱이 신경계 기능에 미치는 영향을 연구한 캘리포니아 인간과학 연구소의 가에탕 쉬발리에와 가즈히토 모리(Kazuhito Mori)의 연구 결과를 보겠습니다. 어싱 후 두뇌와 근육의 미세한 변화를 측정하는 실험을 했습니다. 두뇌 측면에서 어싱은 산만한 정신을 진전시키는 효과를 나타냈습니다.

근육 측면에서는 두 가지 흥미로운 결과가 도출되었습니다.

첫째, 근 긴장도가 높았던 실험 참가자는 어싱 후 근 긴장도가 감소하고, 근 긴장도가 낮았던 참가자는 근 긴장도가 증가했습니다. 이는 어싱이 근 긴장도를 정상으로 회복시킨다는 것을 시사합니다.

둘째, 어싱된 실험 참가자는 비 어싱자들에 비해 진동이 크고 매우 느려졌습니다. 이는 어싱을 통해 근육이 더욱 질서정연하고 효과적으로 가능하다는 것을 시사합니다. 근육이 피로를 느끼지 않고 더 오랫동안 큰 힘을 발휘한다는 의미를 알아보는 실험에서도 어싱은 스트레스와 긴장을 완화하며 교감신경 항진을 가라앉히고 부교감신경을 활성화하여 자율신경의 균형을 바로잡는 것으로 밝혀졌습니다.

어싱은 주요 경맥에 에너지를 불어 넣습니다. 가에탕 쉬발리에와 가즈히토 모리는 발바닥 아치 용천혈에 전극 패치를 붙여 맨발로 땅을 걷는 효과를 측정했는데, 어싱을 하는 동안 염증 완화, 내장 기관 활성화를 의미하는 측정 결과를 얻었습니다. 이것은 위에서 밝혀진 염증 및 내장기관 긴장 완화와 부교감신경 활성화 효과를 다시 한번 뒷받침합니다.

대사 작용 증가

가에탕 쉬발리에는 실험 참가자들의 어싱 후 생리적 반응을 측정했습니다. 그 결과는 다음과 같습니다.

① 피부의 전기 전도성 즉각 감소. 이는 부교감신경이 즉시 활성화됐음을 의미합니다. 이는 어싱이 스트레스를 감소시키고 수면

을 돕는다는 것을 입증하는 것입니다.

② 호흡수 증가, 혈중산소포화도 안정, 심박수 다소 증가. 이러한 변화는 어싱 20분이 경과했을 때 나타났으며 치유반응이 시작되면서 산소요구량이 많아지기 때문이라고 볼 수 있습니다.
이는 어싱이 대사 작용과 관련 있음을 뜻합니다. 상처 부위나 급성염증 부위처럼 재생 작용이 늘어나는 곳에서 대사 작용이 가장 많이 증가하며 대사 작용 증가는 치유반응의 출발점이라고 가정합니다. 흥미롭게도 어싱을 중단하는 즉시 혈중산소포화도가 불규칙해지고 호흡수는 약간 더 증가했다고 합니다.

강력한 외상 치유 효과 염증 감소, 신속한 회복

어싱이 급성염증에 어떤 영향을 미치는지 근육통 실험을 했습니다. 실험 참가자들은 과도한 무게의 바벨을 든 상태에서 발꿈치를 들었다 내리기를 반복하고, 종아리 근육을 손상하고 근육통을 유발하기 위해 강도 높은 운동을 했습니다.

물론 어싱한 그룹과 그렇지 않은 그룹으로 나누어 밤낮으로 비교했습니다. 손상 조직에 대한 MRI 검사, 채혈, 적외선 체열 이미지 등 다양한 검사법을 이용해 객관적으로 실험 대상자를 분석했습니다. 수면, 기분 통증에 대한 주관적인 반응도 수집했습니다.

비 어싱 그룹은 근육통과 통증 정도가 최고조에 달했을 시점에 해당 부위에 백혈구 수가 대폭 증가했으며, 어싱을 한 그룹은 백혈구

수가 약간 감소했습니다. 이는 염증이 거의 없고 입증된 바로는 회복 시간도 최고로 단축되었음을 가리킵니다.

대사증후군 위험 감소

대사증후군은 비만, 당뇨, 심뇌혈관질환에 앞서 나타나는 위험신호와 같으며 가파른 증가 추세입니다. 현재 진행 중인 동물 연구의 초기결과에 따르면 어싱은 인간의 대사증후군과 관련된 각종 생화학 요소를 뚜렷이 개선합니다.

어싱된 동물에서는 대사증후군의 위험이 낮음을 가리키고, 자연발생 근육통 연구에서처럼 백혈구 수도 낮았습니다. 어싱이 심혈관계, 호흡기계, 신경계 기능 향상과 관련이 있으며 대사 작용이 활발해지면 대사증후군 발병 위험이 줄어든다는 반증이기도 합니다. 그리고 어싱은 생리작용을 크게 개선해 줍니다.

2010년에 『어싱』 영어판이 출간되자 폴란드의 심혈관 전문의인 카롤 소카우(Karol Sokat)와 그의 아들인 신경외과 의사 파베우 소카우는 어싱이 인체의 생리작용을 조절하는 영향을 실험했습니다. 어싱한 그룹의 피험자들은 혈청 내 미네랄과 전해질의 농도(철분, 칼슘 이온, 무기인, 나트륨, 칼륨, 마그네슘)에 통계적으로 뚜렷한 변화가 있었고, 소변으로 배설되는 칼슘과 무기인의 양도 뚜렷하게 감소했습니다.

혈액과 소변 내 칼슘과 무기인 함량 감소는 골다공증과 직접적인 관련이 있습니다. 단 하룻밤 어싱으로도 골다공증의 인자가 감소함을 의미합니다. 또 다른 실험에서는 당뇨병 환자들의 공복혈당도 낮아졌습니다.

세 번째 실험에서는 갑상선 호르몬 T3의 수치가 뚜렷이 감소하고 티록신과 갑상선 자극 호르몬이 증가했습니다. 또 다른 실험에서는 어싱이 백신접종 후 기본적인 면역반응에 미치는 효과를 관찰했는데, 그 결과 글로블린(혈장 단백질의 일종) 농도가 증가하는 것으로 나타남으로써 어싱은 면역반응을 촉진했습니다. 폴란드 연구자들의 연구 결과는 어싱이 내분비계와 신경계를 조절하는 주요 인자일 수 있다고 시사합니다.

어싱 가설

어싱된 사람은 어싱되지 않은 사람보다 신체기능이 향상된다는 가설을 제시할 수 있습니다.

① 수명 연장, 건강 증진

생체 매트릭스는 활성산소로부터 조직을 보호하도록 설계되어 있는데, 이것은 인체에 내장된 자연적인 항산화 시스템입니다. 어싱하면 활성산소는 땅에서 유입된 전자로 인해 중성화되고 생체매트릭스가 제대로 기능합니다.

생체매트릭스는 전신에 퍼져 있는 전도성 섬유이며, 어싱은 이 매트릭스와 땅을 하나로 연결한다는 점을 이해한다면 어싱이 항노화, 항산화, 항 염증성 노화 방지에 효과 있음이 증명될 것임을 알 수 있습니다. 어싱은 생체매트릭스를 충전하고 전자저장고를 최대한 유지합니다. 그러나 땅에서 분리되면 그 저장고는 고갈됩니다.

② 정상적인 면역반응의 새로운 정의

전자 결핍은 면역기능을 약화하고 교란합니다. 어싱하면 정상 기능을 회복할 수 있습니다. 인체가 대지에 연결되어 있으면 일반적인 염증 증상이 대폭 감소하거나 없어집니다.

③ 상처 치유 촉진

조직이 손상되면 주변으로 염증 바리케이드가 형성되어 면역계가 병원균과 손상된 조직을 제거합니다. 그러나 이 면역과정에서 생긴 활성산소는 그 부위 밖으로 퍼져나가 주변의 건강한 조직을 공격해서 만성염증을 초래할 수 있는데, 어싱하면 음전하인 자유전자는 바리케이드를 뚫고 들어가 주머니 속에 축적된 활성산소를 중화하여 치유가 촉진됩니다.

④ 정상적인 생리작용의 새로운 정의

인체는 어싱되는 즉시 생리적으로 유익한 변화가 일어납니다.

⑤ 체내 전기적 안정 회복

인체는 모든 자동조절, 자가 치유 시스템이 정상적으로 기능할 수 있도록 전기적 안정을 유지하기 위해 지구의 전기에너지(earthing)을 활용하면서 진화해왔습니다. 현대는 대지와 단절되면서 전기적 불안정이 야기되었습니다. 그 결과 전체 시스템이 문제를 일으켜 염증, 염증성 노화, 질병이 초래되고 기존의 병이 더욱더 악화되었습니다.

⑥ 생체시계 조정

생체시계는 인간과 포유류뿐 아니라 어류나 곤충 같은 하등유기체에도 존재합니다. 그리고 빛뿐 아니라 땅 에너지도 각종 생체시계를 조정하여 체내 호르몬 분비를 규율합니다. 이들 생체시계가 정상적으로 유지되려면 느리고 부드러운 리듬의 지구 에너지장이 필수적입니다.

멜라토닌의 역할

알츠하이머, 파킨슨, 근위축성 측색경화증(루게릭병) 같은 각종 퇴행성 신경질환에 활성산소 요소가 있음을 고려한다면, 멜라토닌이 이런 심각한 질환을 방지하고 환자들의 심리적 건강 향상에도 이바지하는 것으로 추정됩니다. 또한 멜라토닌의 여러 기능이 정신질환을 예방하는 데에도 기여한다고 합니다.

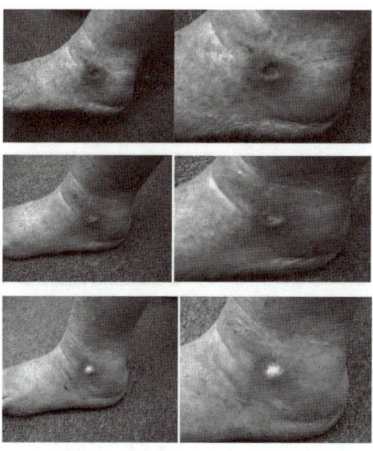

84세 여성으로, 8개월 동안 아물지 않았던 상처가 매일 30분씩 편안하게 앉은 자세에서 전극 패치로 어싱 2주 후에 통증이 뚜렷하게 줄었고 상처도 다 나았고 피부 빛도 훨씬 건강 해졌습니다.

04

어싱,
땅과 연결하라

> **연결 방법**

우리는 마당·해변·잔디공원·콘크리트·비포장 길 등 어디든 편하고 안전한 곳에서, 날씨가 허락하는 한, 맨발로 걸으면 좋습니다. 그렇게 해본 사람은 하나같이 놀랍고 기쁘다는 반응을 보였습니다.

낮에 걸으면 위로는 햇볕에서 비타민D를 얻고 아래로는 땅에서 항염증 에너지를 얻게 됩니다.

이는 운동도 하고 비타민D도 얻고 땅 에너지도 얻으니 일석삼조입니다. 땅 에너지는 마음만 먹으면 밤이든 낮이든 언제든지 취할 수 있습니다.

자동차에 기름을 넣듯 인위적으로 채우는 것도 아니고, 알약이나 물약도 아니고, 연료도 아닙니다. 항상 존재했으며 앞으로도 계속 존재할 것입니다. 게다가 원하는 만큼 얼마든지 얻을 수 있으며, 한계가 없습니다. 오늘날 모든 사람이 친환경 그린 에너지를 찾고 있습니다.

발바닥에는 다른 신체 부위보다 신경 말단이 더 촘촘히 분포되어 있습니다. 또 족소음신경의 기시(起始) 혈인 용천혈이 있고 거기에서 시작해 몸의 중심으로 경맥이 올라갑니다. 그러므로 발바닥은 땅에서 나오는 음전하를 띠는 자유전자와 자연적인 에너지가 우리 몸과 만나는 최적의 접점이라고 볼 수 있습니다.

맨발로 땅에만 닿기

맨발로 걸으면 좋겠지만 걸을 수 없으면 맨발을 땅에 대고 있기만 해도 됩니다. 발이 아니라 손이나 팔, 다리 등 신체 어떤 부위라도 땅에 닿기만 하면 땅의 에너지를 얻을 수 있습니다. 어싱 시간은 길수록 좋습니다. 건강이 안 좋을수록 더 자주 더 오랫동안 하는 것이 좋습니다. 지하실 콘크리트 바닥에서도 어싱이 가능합니다.

콘크리트는 물과 광물로 만들어진 전도성 물질입니다. 그리고 지하이므로 땅과 맞닿아 있어서 자유전자가 이동할 수 있습니다. 지하라도 콘크리트에 페인트칠이 되어 있거나 다른 물질이 덮여 있으면 안 되고 지하가 아닌 상층부의 콘크리트 바닥도 안 됩니다. 아스팔트는 석유 화합물이라서 전도성이 없습니다. 나무나 비닐도 전도성이 없습니다.

바닷물 맨발걷기

수영장, 호수, 민물은 바닷물에 비해 전도성이 떨어집니다. 쑤시고 아프거나 속이 더부룩하거나 호흡이 문제 되거나, 근육통이 올 때는 어싱만큼 빨리 효과를 볼 수 있는 것도 별로 없습니다. 날씨가 추

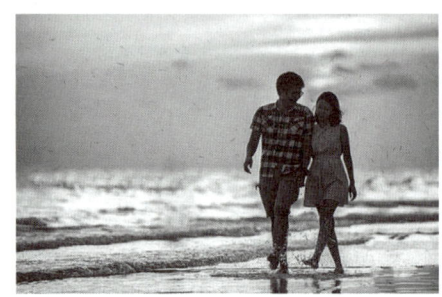

연인이랑 행복한 바닷가 맨발걷기

워서 동상이라도 걸릴 위험이 있는 때에는 맨발로 걷기 힘듭니다. 날씨가 좋더라도 현대인들은 맨발걷기를 할 짬이 나지 않는 경우가 많습니다.

맨발 대용제품

클린턴 오버는 10년 이상 연구와 실험을 해오면서 의료용 어싱 전극패치, 어싱 침대패드, 어싱 바닥패드, 어싱책상용 패드, 여행용·선수용 어싱 침낭 등 다양한 시제품을 개발했으며, 반려동물을 위한 쿠션형 패드도 제작했습니다. 원래 연구목적으로 설계되었다가 맨발 대용품으로 빛을 발하게 되었습니다.

어싱 맨발신발

신발 바닥에 전도체를 삽입하여 어싱 상태를 유지하면서 지표면의 살충제, 쓰레기, 동물의 배설물 등으로부터 발을 보호하도록 설

계되어 있습니다.

> **다용도 어싱 패드**

 필요에 따라 의자, 책상, 침대, 바닥 등에 깔아서 쓰면 됩니다. 어싱 패드는 탄소성 섬유나 은사섬유 등의 전도체로 되어 있으며 콘센트의 접지 구에 어싱 케이블을 꽂아서 바로 사용하면 됩니다.

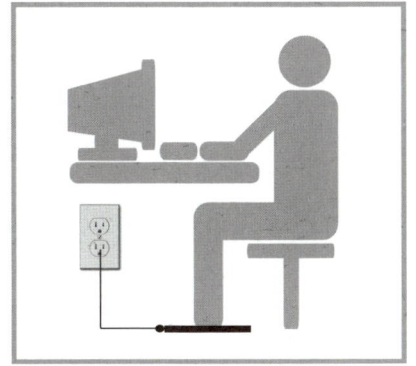

어싱 되는 책상바닥 어싱패드

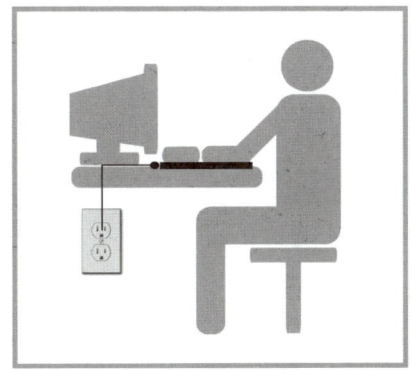

어싱 되는 책상 마우스 어싱패드

> **수면 어싱**

 잠자는 동안 수면 어싱하는 것이 전신의 염증과 산화스트레스를 줄이는 데에 가장 이상적인 방법입니다. 수면시간은 인체가 일상생활에서 받은 스트레스에서 회복하고 쉬는 시간입니다. 가벼운 통증, 스트레스, 불

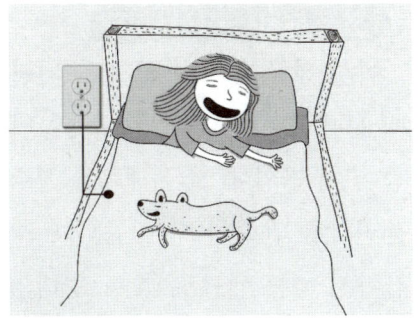

어싱 되는 어싱 침대패드

면증의 악순환은 대부분 수면어싱으로 완화하거나 해결할 수 있습니다.

어싱 매트리스

어싱 매트리스는 자연적인 수면 보조제이자 건강보조제입니다. 누워서 자기만 하면 치료 효과가 생기고 상쾌하게 일어나 활기차게 하루를 시작할 수 있습니다. 전도성 패드나 맨발 대용품처럼 어싱 매트리스도 외부의 접지봉에 연결하거나 침실에 있는 접지 콘센트에 어싱 플러그를 꽂아서 사용하면 됩니다.

어싱 침낭

어싱 침낭은 프랑스 사이클 팀과 운동선수들의 강도 높은 신체 활동 후 회복력을 높일 목적으로 개발되었습니다. 쉬거나 잠잘 때 위에 덮는 시트와 밑에 까는 패드 사이에 들어가서 침낭처럼 사용합니다. 사용 후 돌돌 말아서 작은 주머니에 넣어 휴대할 수 있습니다. 여행자와 운동선수들 사이에서 인기가 높습니다.

전극 패치와 어싱 밴드

어싱 전극 패치는 심전도, 뇌전도 등 인체의 전기적 활동을 검사할 때 몸에 붙이는 패치와 비슷합니다. 다치거나 상처 난 부위 또는 통증 부위 근처에 전극 패치를 붙여서 치유를 앞당기고 국소적 염증과 불편감을 완화할 수 있습니다. 가정용으로는 손목, 허리, 무릎 등에 감아서 쓰는 벨크로(찍찍이) 형태의 어싱 밴드가 실용적입니다.

반려동물용 어싱 패드

반려동물용 어싱 패드로 반려동물의 통증, 스트레스 감소, 에너지 활력, 유연성 증가, 오래된 상처 회복 같은 효과가 있습니다.

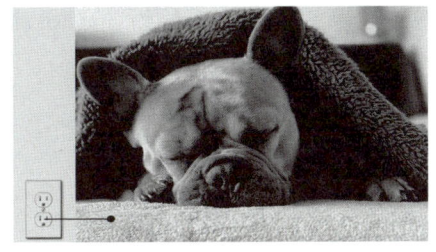

어싱 되는 반려동물 어싱패드

자동차 어싱 패드

운전자의 긴장과 피로를 푸는 데 도움이 되는 카시트 어싱 패드는 자동차의 금속 프레임에 연결하여 반 어싱 상태를 제공합니다.

클린턴 오버의 고찰

1998년 이후 클린턴 오버는 수천 가구를 방문해서 어싱을 전파했습니다. 만난 사람은 100세 이상의 고령자와 병원 치료를 포기한 말기 환자에 이르기까지 다양했습니다. 어싱은 이미 발생한 건강 문제를 치료할 뿐만 아니라 현재의 건강을 유지하는 데에도 도움이 된다고 그는 믿었습니다.

다발성 경화증을 앓던 중에 어싱한 후 완전히 새 삶을 살아간다는 한 여성은 맨발 혁명을 일으켜 모든 사람에게 어싱을 알려주고 싶다고 말했습니다. 어싱은 가장 자연스러운 형태의 예방약이자 항노화제라고 볼 수 있습니다.

면역계 개선

어싱하면 웰빙의 느낌을 강하게 받습니다. 많이 아플수록 효과는 더욱 두드러집니다. 혈액순환이 좋아지고 힘이 생깁니다. 관절부종과 하지정맥류가 자취를 감춥니다. 여성들의 월경전 증후군도 좋아집니다.

부모들은 아이들이 어싱하고 나면 맨발로 놀게 하려고 열을 올립니다. 손발이 찬 사람은 따뜻해지고 천식, 기관지염, 폐기종 같은 호흡기 질환이 있는 사람은 숨쉬기가 편안해집니다. 두통이 약화되고 속쓰림과 위산 역류에도 어싱이 효과적이며, 어싱은 신경계를 안정시키는 효과도 있습니다.

15년 동안 간헐적으로 발생하던 발작도 어싱한 후 없어졌다는 사례도 있습니다. 변비가 심한 사람도 약물 복용을 중단했다고 합니다. 관절염이 호전된 사례도 있고, 욕창이 완화된 경우도 있습니다. 습진과 건선피부건조증도 안구건조증도 개선됩니다. 음식이나 꽃가루알레르기도 개선되고 면역계 이상도 개선되었다고 합니다.

효과가 나타나기까지 얼마나 걸릴까?

어싱한 지 20분 만에 상태가 좋아진 경우도 있으며, 관절염 같은 만성질환이 있는 사람은 시간이 더 걸릴 수도 있습니다. 죽음을 목전에 둔 사람이 의사를 놀라게 하거나 혹은 더 나은 삶을 영위하다가 세상을 뜨는 경우도 많았습니다.

꾸준히 어싱하는 사람은 아프지 않습니다. 장시간 꾸준히 어싱하면 스트레스, 수면. 통증, 신체리듬의 개선 효과가 꾸준히 지속되는 것을 발견할 수 있습니다.

신체 치유 작용이 가장 활발한 야간 수면시간은 수면 어싱하기에 가장 이상적인 시간입니다. 잠만 자면 치유되는 이렇게 좋은 경우가 있을까요? 어싱을 중단하면 효과도 없어집니다. 만성염증이 있는 상태에서 어싱을 하다가 중단하면 어싱하기 전의 상태로 곧 돌아가는 것을 보았습니다.

어싱과 약

어싱은 다양한 방면에서 신체기능을 향상합니다. 수많은 이들이 어싱으로 신체기능이 향상되면서 약물 복용량을 줄이거나 중단했다고 말했습니다. 어싱은 혈관 내 염증을 비롯해 각종 염증을 줄입니다. 어싱은 혈액의 점도를 낮추고 혈액의 생체 전기적 동태를 긍정적으로 변화시킴으로써 심장과 혈류에 도움이 된다는 연구 결과가 있습니다.

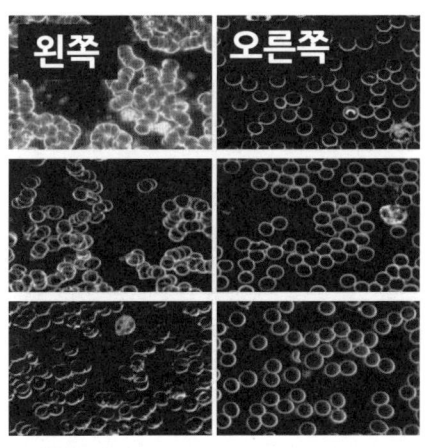

적혈구 응집 감소
시나트라 박사의 집에서 비공식적인 실험에서 어싱 전과 40분간 어싱 후 실험참가자 3명의 혈액을 채취하고 현미경으로 관찰했는데, 왼쪽 어싱 전, 오른쪽 어싱 후로 어싱 후 적혈구가 고르게 퍼진 것으로 확인 되었습니다.

어싱과 해독작용

만성염증, 섬유근육통, 피로, 불안, 우울증으로 약물을 다량 복용하는 사람은 처음으로 어싱할 때 불쾌감이나 감기 증상 같은 것을 느낄 수 있습니다. 어싱으로 체내에 디톡스 반응이 촉발되어 독소 배출 작용이 활발해졌을 가능성이 크다고 합니다.

독소가 몸에서 빠져나가면서(긍정적인 과정) 감기에 걸린 듯한 증상이 있거나 메스껍고 심하면 설사까지 할 수 있습니다.(명현현상) 그럴 때는 어싱 시간을 잠시 줄였다가 다시 늘려가는 것이 바람직합니다.

짜릿짜릿한 느낌

밤에 어싱하면 처음 며칠 짜릿짜릿한 느낌이 들었다는 사람들이 있습니다. 이는 땅속에 있는 자연적인 치유에너지가 몸 안으로 유입되는 것을 느끼는 데에 불과합니다. 병이 있거나 문제가 있는 신체 부위, 예컨대 혈액순환이 나쁜 당뇨병 환자라면 다리와 발 부위에 에너지가 유입되면서 통증이 생길 수도 있습니다.

남성 관련

많은 남성들이 수면 어싱을 하면 발기가 좋아졌다고 합니다. 이는 혈액순환 개선에 따른 부수적인 효과일 것입니다. 전립선 염증의 감소로 밤중에 소변을 보는 횟수가 적어질 수도 있습니다.

효과는 시간에 비례

일상생활에서 어싱은 시간이 길수록 신체기능이 더 안정되고 튼튼해지며 치유 능력도 커집니다. 사람에 따라 단기간에 효과를 보는 경우도 있고 서서히 좋아지는 경우도 있습니다. 루프스를 앓는 한 여성은 8시간 수면 어싱을 하고서도 사무실 책상과 바닥에 어싱패드를 깔아서 8시간외 추가로 어싱을 하자 훨씬 더 좋아졌다고 합니다.

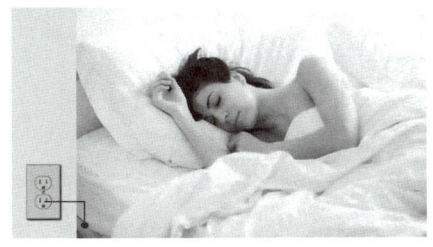
365일 어싱패드에서 수면 어싱

어싱을 통해 땅의 에너지를 많이 받으면 해롭지 않은지 물어오는 사람도 있습니다. 클린턴 오버는 밤낮으로 24시간, 365일 어싱한 상태에서 생활하는 것이 가장 좋다고 합니다. 개인 의료비 자원과 정부 의료비 자원은 바닥을 드러내고 있습니다. 어싱이라는 자연치유 방법으로 어려움을 해결할 수 있습니다.

어싱은 단번에 고치는 약도 모든 병을 고치는 약도 아니지만, 기본적인 건강 유지 수단이자 치유 수단으로 활용할 가치가 있는 안전하고 효과적이며 새롭고도 오래된 패러다임입니다.

스티븐 시나트라의 관점

심장전문의 스티븐 시나트라도 어싱의 효과가 심혈관계 분야에서도 가능하다고 보았습니다. 그는 맨발로 생활했던 시대에는 심장병이 별로 없었는데, 오늘날 서구에서 심장병 사망률이 가장 높다는 사실에 주목하며 어싱이 심혈관계 질환 치료에 실질적인 주요 치료 방법으로 등장할 것으로 예상합니다.

> 심장병과 APT

　땅은 땅과 접촉하는 모든 생명체에 에너지를 제공합니다. 생체전기 활성화 작용은 수많은 세포 속의 미토콘트리아에서 일어납니다. 미토콘트리아 내 효소생산 과정에서 세포 기능과 세포 재생에 필요한 연료인 아데노신3인산이 만들어질 때 마치 축구공처럼 빠르게 전자가 전달된다고 합니다.

　어싱으로 인체에 전자가 무한히 제공되면 미토콘트리아 안에 전자가 풍부해져서 모든 세포에서 ATP 생산에 기여하게 될 것입니다. 스티븐 시나트라는 심장은 모두 ATP 공급을 정상화하는데 심장병이 있으면 ATP가 손실된다고 합니다. 협심증, 심부전, 무증상 심근허혈, 이완 장애 등의 심장질환은 ATP 결핍을 초래할 수 있습니다. 과학자들은 에너지를 띤 전자를 활성화된 상태에 있다고 말합니다. 그리고 땅이 인체에 제공하는 것은 단순한 전자가 아니라 엄청난 에너지를 띤 전자라고 이야기했습니다.

> 교감신경과 심박변이도(HRV) 관계

　만성 스트레스는 코르티솔과 아드레날린 같은 스트레스 호르몬을 과다하게 분비하고 교감신경과 부교감신경의 균형을 깨뜨립니다. 스트레스 때문에 교감신경이 과도하게 흥분하면 임박한 위험에 자동적으로 반응하도록 경계된 상태에서 '투쟁-도주' 모드에 들어가 스트레스 수준이 몸에 해로울 정도로 높게 지속됩니다.

비침습적인 방법

교감신경이 항진되면 부교감신경의 진정 효과가 억제됩니다. 그렇게 되면 고혈압, 부정맥, 돌연사 위험까지 증가합니다. 교감신경 항진을 판단하는 주요 기준은 자율신경계 균형과 급·만성 스트레스 지수를 관찰할 수 있는 심박변이도의 이상입니다.

심박변이도는 심장박동의 주기적인 변화를 말합니다. 어싱이 교감신경 활성화에 기여하는 실험 결과를 보면 어싱을 하는 자는 어싱하지 않는 자에 비해 심박변이도가 통계적으로 뚜렷하게 개선되었습니다. 심혈관 상태를 대변하는 긍정적 지표가 심박변이도의 개선이므로 어싱이 신경계의 균형을 회복하고 심혈관 건강에 이바지할 수 있음을 뒷받침하는 증거가 됩니다.

어싱하면 심박변이도(HRV)가 개선되고 교감신경의 긴장이 감소하고 자율신경계가 균형을 이룹니다. 어싱은 간단하고 비용 대비 효과가 크며 비침습적인 방법으로 자율신경계에 이바지하는 요소입니다.

부정맥

심장박동의 변화가 일정하지 못하거나 심방세동, 심실 불규칙으로 인한 부정맥은 정서적 스트레스, 동요, 교감신경 활성화를 유발합니다. 걱정, 두려움도 이런 심혈관에 문제를 일으킬 수 있습니다. 심장과 머리를 잇는 핫라인이 분명히 존재합니다. 심장이 일정한 리듬으로 뛰지 않고 부르르 떨기만 하다가 갑자기 빠르고 불규칙하게 뛰는 심방세동은 그 자체가 치명적이진 않지만 심부전이나 뇌졸중으로 이어질 수 있습니다. 심세동 환자는 전기 자극의 전달에 문제가 생겨 전기신호가 심방에 흩어지면 수축하지 못하고 심장박동이 빠르고 불규칙해집니다.

밥 말론(69세, 콜로라도주 보우 리더)

업무 스트레스 때문에 가슴 통증, 빠른 심장박동, 이상 고동을 경험한 뒤 심방세동 진단을 받았습니다. 약을 먹으면 증상이 가라앉지만 약으로도 해결되지 않을 땐 전기 충격 방법을 사용했습니다. 전기 충격을 받고 나면 기운이 죄다 소진되어 삶을 다 잃어버린 느낌으로 아무것도 하지 못합니다. 수면 어싱을 시작한 후 숙면하게 되었으며, 등산 같은 운동을 하면 가슴 통증이 있었는데 어싱을 하면서부터 그 증세가 사라졌다고 합니다.

고혈압

고혈압의 정확한 원인은 밝혀지지 않았지만 수많은 이들이 고혈압을 앓고 있으며 그 수는 증가 추세입니다. 고혈압의 원인을 산화 스트레스로 꼽습니다. 체내염증과 활성산소 때문에 혈관 내벽의 민감한 내피세포가 파괴된다는 의미입니다. 고혈압의 두 번째 원인은 교감신경 긴장입니다. 교감신경이 항진되면 혈관이 수축됩니다. 어싱은 활성산소의 활동과 염증을 종식시키고 교감신경 긴장을 진정시킵니다. 어싱은 혈압을 가장 쉽게 낮출 수 있는 방법입니다.

짐 슈멜딩(63세, 켈리포니아주 솔라나 비치), 부동산 중개인

고혈압과 부정맥으로 약물을 복용하고 있습니다. 심장이 미친 듯이 뛰다가 5초간 박동이 안 느껴지면 어질어질하여 쓰러질 수도 있습니다. 어싱 한 달 후 부정맥 치료제인 쿠오마딘을 절반으로 줄였습니다. 혈압도 많이 좋아졌고 빈혈이 있었는데 적혈구가 두 배 커졌습니다. 30년간 림프종도 앓았는데 골수이식 수술 후 어싱 패드에서 회복했습니다. 검사 결과를 보고 의사들이 놀랐습니다.

천연의 항응고제

스티븐 시나트라는 2008년 동료들을 초대해 어싱 전극 패치를 붙여 40분간 어싱 후 혈액을 현미경으로 관찰했습니다. 어싱 후 적혈구가 응집되는 현상이 현저히 줄고 피가 맑아지는 현상을 보았습니다. 이 결과 심장병을 앓거나 염증 때문에 피가 탁한 사람은 어싱만으로 효과를 얻을 수 있음을 알 수 있습니다.

스티븐 시나트라는 전기생리학자 가에탕 쉬발리에와 제타전위를 측정하는 실험을 하였습니다. 제타전위는 적혈구 표면의 음전하와 관련 있습니다. 건강한 성인 참가자의 손과 발에 2시간 동안 어싱 전극 패치를 붙인 후 혈액을 분석한 결과 제타전위가 270% 향상되었습니다. 제타전위가 낮은 혈액은 탁하고 끈적끈적해 혈류가 원활하지 못해서 혈전이 형성될 위험이 큽니다. 그에 비해 높은 제타전위는 적혈구에 음전하 양이 많아졌다고 풀이됩니다 어싱은 혈액의 전위를 바르게 정상화하여 제타전위와 혈액의 점도(표면전하)를 개선했습니다.

스티븐 시나트라는 심장병 환자를 치료할 때 급성병엔 약물과 수술로, 급하지 않을 땐 영양 보조제와 심신 테크닉을 활용하였습니다. 전기의학, 자연치유 에너지 사용은 현대의학의 미래라고 스티브 시나트라는 찬탄을 아끼지 않았습니다.

어싱과 여성

어싱은 남성보다는 여성에게 더 가깝게 다가옵니다. 맨발이라는 이미지도 여성과 더 밀접합니다. 어싱에 대한 관심도 많고 어싱 효과를 본 후 전파하는 것도 여성들이 훨씬 더 능동적입니다.

호르몬은 여성의 삶에서 큰 영향력을 발휘합니다. 코르티솔은 스테로이드 호르몬으로 프로게스테론, 에스트로겐과 이웃사촌입니다. 많은 여성으로부터 월경전증후군과 갱년기 증상이 완화되었고 완화 속도도 빠르다는 반응을 얻었습니다. 코르티솔 효과 실험 중 월경곤란증과 갱년기 증상이 완화되는 결과를 얻었으며, 무월경과 월경불순도 규칙을 찾게 해줍니다.

어싱과 운동

생물물리학자 제임스 오슈만의 친구 이야기입니다. 마라톤 경기에서 발바닥에 물집이 잡혀 아팠는데 맨발로 달려 완주도 했고 물집도 사라졌습니다. 투르드 프랑스 사이클 대회에서 어싱을 활용한 전직 올림픽 사이클 선수이자 엘리트 선수들의 주치의인 스포츠의학 전문가 제프 스펜서(Jeff Spencer) 박사의 치유 사례를 보겠습니다.

제프 스펜서는 선수들을 피로와 부상으로부터 신속히 회복시켜 최상의 컨디션을 유지하게 하는 카이로프랙틱 의사(chiropractic, 손으로 골격, 척추 등을 교정하는 대체의학)였습니다. 2003~2005년, 2007년 네 번의 투르드 프랑스 사이클 대회에서 어싱을 활용하여 우승한 사례가 있습니다. 매일 경기를 치르는 선수들은 육체적·정신적 긴장이 심해 잠을 이루지 못합니다. 수면 어싱 후 선수들은 잠도 잘 자고 긴장과 스트레스 정도가 완화되어 더 차분해지고 팀 사기도 높아져서 우승까지 했습니다.

치유 촉진

경기 진행 차량과 접촉 사고로 팔꿈치 광대뼈, 손, 다리 등에 심한 부상을 입은 선수의 팔다리에 어싱 전극 패치를 붙이고 수면어싱을 하였는데, 하루 만에 통증, 발열, 붓기 등이 거의 사라져서 다시 경기에 나가 완주를 했고 팀은 승리했습니다.

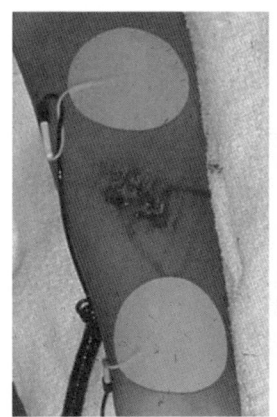 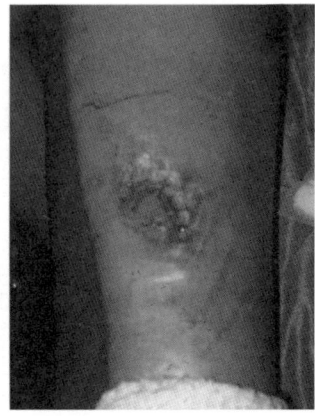 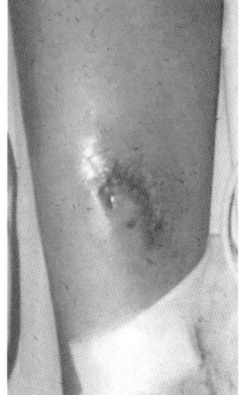

신속한 상처 치유
수면 어싱(earthing) 하루 만에 위의 사진처럼 빠르게 회복되었는데, 경기 중에 입은 다른 부상들도 빨리 치유되었습니다.

통증 완화

프로 미식축구 선수들은 격렬한 신체 접촉 때문에 한두 군데 통증을 안고 살아갑니다. 어싱한 후로 일과가 수월해졌다고 합니다. 어싱은 만능 해독제와 비슷합니다. 다른 치료 수단을 어싱과 병행하면 효과도 배가됩니다. 어싱패드를 깜빡하거나 건물에 접지시스템(접지공사)이 연결되지 않아 어싱을 못하게 될 때 컨디션 회복 국면은 확실히 차이가 납니다. 또한, 어싱은 해외 출장 때 시차 적응증을 급격하게 완화해줍니다.

칙 오키프 (33세, 프로 미식축구)

훈련 중에 입은 부상을 치료하는 과정에서 어싱을 했는데, 어싱패드에 누워 부상 부위에 염증 정도를 나타내는 색깔이 15분 만에 변하는 것을 보고 깜짝 놀랐고 1시간 후 극적인 차이를 느낄 수 있었다고 합니다. 그 주 경기에 참가할 수 없을 정도로 심한 부상이었는데 어싱으로 빠른 회복 후 별 무리 없이 출전하였습니다. 그는 그 후로 계속 어싱을 하고 있습니다. 특히 경기를 치르고 난 다음 날 격렬한 몸싸움으로 근육통이 심할 때 어싱을 하면 통증이 사라집니다.

자연적 치유에너지

클린터 오버가 어렸을 때 아버지와 함께 시골에서 소를 돌보던 중에 배에 심한 상처를 입고 내장이 삐져나온 송아지를 아버지가 꿰매고 들판에 그대로 두었습니다. 한참 후 그 송아지가 나아서 뛰어노는 것을 보았습니다. 집 밖에 사는 동물은 자연 속에 있기 때문에 땅의 자연적인 치유에너지를 받는 것 같다고 수의사는 말했습니다.

어싱하는 개

반려동물 건강 전문 작가인 푸오티넌과 그녀의 남편은 어싱 패드를 사용해 숙면한 뒤 반려견용 어싱 패드를 만들어 실험을 시작했습니다. 관절염 통증, 피로 불안, 고관절 이형성, 만성기침, 오래된 상처, 정서적 문제 등의 병력이 있는 개 16마리를 찾아 어싱 패드를 사용하게 했습니다.

개 주인들의 관찰 소견은 에너지, 활력, 유연성, 관절운동성, 근력, 수면이 향상되고 차분해지며 절뚝거리거나 경직된 움직임이 좋아지고 어싱을 중단하니 실험 전 증상들이 다시 나타났다고 합니다. 그 계기로 어싱의 효과를 신뢰하게 되었다고 합니다. 그레이하운드인 칩은 원래 경주견이었는데 경주 중에 입은 부상으로 다리를 절뚝거렸고 게다가 다리를 또 다쳐 소파에 뛰어오르지도 차에 올라타지도 못했습니다. 그런데 어싱 패드 덕분에 점프하거나 달리는 것도 문제없고 전보다 훨씬 활발해졌습니다.

정서적 큰 변화

애완견 칩은 천둥이 치거나 불꽃놀이 등 큰 소리가 나면 안절부절 못하고 무서워했고, 폭풍우가 오면 헐떡거리고 어디에 숨어서 나오질 못했는데 어싱 패드를 쓰면서 두려움이 없어지고 안정을 되찾고 불꽃놀이에도 편안하게 잠을 잘 자게 되었습니다.

삶의 질 향상

유기된 스탠더드 푸들을 데려다 키우는 질퀸은 개들이 어싱 덕분에 좀 더 오래 좀 더 나은 삶을 살다 간 것 같다고 말했습니다. 마이키는 퇴행성관절염으로 밤마다 끙끙댔는데 어싱을 한 후 5주가 되자 산책도 나가고 활발해졌습니다.

마이키는 관절염, 위장 문제, 허리디스크, 췌장, 신부전 병력이 있어 미끄러져 주저앉았고 기운이 없고 밤에 잠을 설쳤는데, 어싱을 한 후 잘 놀고 잘 자고, 식욕도 좋아지고, 주저앉는 일도 줄고 가끔 달리기까지 하고 건강하고 활기를 되찾았습니다. 스탠더드 푸들은 10년 이상 사는 경우가 드문데 어싱을 한 후 마이키는 14살에 죽었고, 마를린은 12살에 죽었다고 합니다.

어싱하는 앵무새

조류 사육가 돈 스콘은 앵무새 보호소를 설립했는데 반려 모에게 흔히 생기는 정신병, 예를 들면 소리를 지르거나 헐떡거리거나 깃털을 뽑는 행동 등의 불안정한 행동을 하는 앵무새가 앉는 횃대에 어싱하게 되면 돌발적인 행동을 최소화할 수 있다는 것을 발견했습니다.

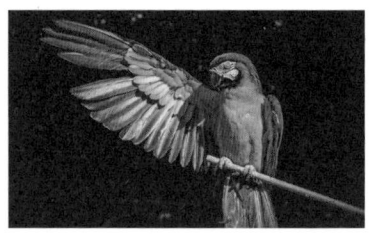

어싱 횃대에 앉은 차분해지고 활발해진 앵무새

스테인리스 봉에 구리선을 콘센트 접지단자에 연결하여 어싱 횃대를 만들었는데 앵무새 클로이는 3개의 횃대 중 중간에 있는 어싱 횃대를 더 좋아했습니다. 클로이는 어싱 횃대를 설치한 후 털을 뽑는 행동이 거의 없어졌고 차분해지고 활발해졌습니다.

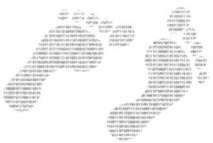

3장

맨발걷기의 놀라움

치유의 힘은 어디서 올까

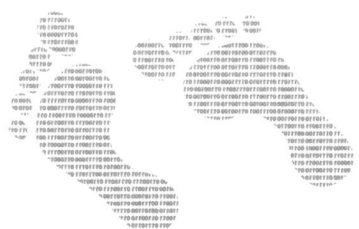

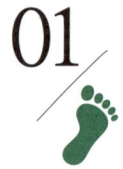

지구와 통하는 보물지도
: 생체전류

생체전류는 인체에서 발생하는 전기적인 신호를 말합니다. 우리 몸은 신경세포인 뉴런들로 이루어진 복잡한 전기 시스템입니다. 뉴런은 전기적 신호를 생성하고 이를 전달함으로써 신경계통의 동작을 조절하고 각종 생리적인 기능을 조정합니다.

생체전류는 주로 뉴런에서 발생하는 행동전위라는 전기신호를 포함합니다. 행동전위는 뉴런 내부와 외부 환경 사이의 전기적인 차이로 인해 발생하며 뉴런 간의 신호 전달에 사용됩니다. 생체전류는 신경계통의 동작뿐만 아니라 근육수축, 감각 전달 등 다양한 생리적인 작용에 관여합니다.

생체전류는 심장 같은 다른 조직이나 기관에서도 발생할 수 있습니다. 심장은 자체적인 전기적 활동을 가지며, 이는 심전도 검사로 측정할 수 있습니다. 심전도 신호는 심장의 전기활동을 나타내며, 심장의 비정상적인 리듬이나 기능을 감지할 수 있습니다.

생체전류는 우리 몸의 정상적인 기능을 유지하는 데 중요한 역할을 합니다. 생체전류의 정확한 작용 메커니즘과 전체적인 영향에 대해서는 여전히 연구가 진행 중이며, 이를 통해 인체의 건강과 질병에 대한 이해를 발전시키고 있습니다.

우리 몸의 다양한 기관과 시스템은 전기적인 활동을 수행하는 전기조직으로 구성되어 있습니다. 몇 가지 예를 들어보면 심장은 전기적인 자극과 신호에 의해 조절되는 근육입니다. 심장의 신경세포에서 발생한 전기신호가 심장을 수축시키는 신호로 전달되어 심장이 정상적인 리듬으로 수축하고 혈액을 순환시킵니다.

뇌는 신경세포 간의 전기적 신호인 뉴런 활동을 통해 생체전류를 생성합니다. 뉴런은 화학적·전기적 신호를 통해 서로 통신하며, 이러한 신호는 뉴런의 축삭돌기에서 전기적으로 전달됩니다. 이러한 전기적 신호는 뉴런 네트워크를 통해 뇌와 척수로 전달되고 신체의 다른 부분으로 전해집니다.

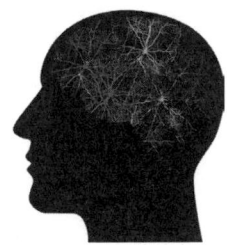
뇌에서 만들어지는 생체전류

심장은 자체적으로 전기신호를 생성하고 전달하여 정상적인 심장박동을 유지합니다. 이를 심전도로 측정할 수 있으며, 심전도 검사를 통해 심장 기능의 평가와 심장질환의 진단이 가능합니다.

근육 활동도 생체전류를 생성합니다. 근육은 신경과 연결되어 신경의 신호에 응답하여 수축하는데 이때 전기적인 활동이 발생합니다. 이러한 근육수축은 생체전류를 생성하며, 운동이나 활동 중에는 근육의 수축과 이완이 반복되면서 생체전류가 지속적으로 발생합니다.

근육 활동 역시 전기적인 신호와 관련 있습니다. 신경세포의 전기신호가 근육으로 전달되어 근육의 수축을 유발하고 이를 통해 인체의 운동과 움직임이 가능해집니다. 이러한 전기적인 신호는 신경에서 근육으로 전달되며 근육섬유 내의 전기적인 활동으로 이어집니다.

생체전류는 일반적으로 작은 전류이며, 주로 신경세포와 근육 활동과 관련된 생체활동에서 발생합니다. 생체전류는 전기생리학적인 연구와 함께 생체전도도, 심전도 등의 측정을 통해 연구하면서 이해되고 있습니다.

인체는 지구와 마찬가지로 물과 광물질로 구성되어 있습니다. 인체는 60~70% 정도가 물로 이루어져 있습니다. 물은 세포의 구성 요소이며 대사 활동, 영양소 운반, 체온조절 등 다양한 생리적인 기능에 중요한 역할을 합니다. 또한 물은 소화, 흡수, 혈액순환 등에 필수적입니다.

물 외에도 인체는 다양한 광물질로 구성되어 있습니다. 광물질은 뼈, 치아, 근육, 혈액 등 인체의 기능을 유지하고 조절하는 데 중요한 역할을 합니다. 예를 들면 칼슘·인·마그네슘·나트륨·포타슘(칼륨) 등은 뼈와 치아의 구성 요소로서 중요하며, 철·아연·구리·요오드 등은 효소와 호르몬의 구성 요소로 작용하여 인체 기능을 조절합니다.

물과 광물질은 인체의 생명 활동을 지원하고 유지하는 데 필수적인 역할을 합니다. 우리 몸은 올바른 수분섭취를 통한 물 균형과 광물질 균형, 즉 전해질의 균형을 유지하는 것이 중요합니다. 적절한 물 섭취와 영양 균형을 유지하는 것은 건강을 유지하고 정상적인 생체활동을 지원하는 데 중요한 요소입니다.

지구와 인체는 전자가 잘 이동하는 훌륭한 도체입니다. 지구 땅의 치유에너지인 음전하를 띠고있는 자유전자는 자연현상에 의해 충전되고 지구 표면에서 끊임없이 진동하며, 우리 몸이 땅에 직접 접촉하면 몸

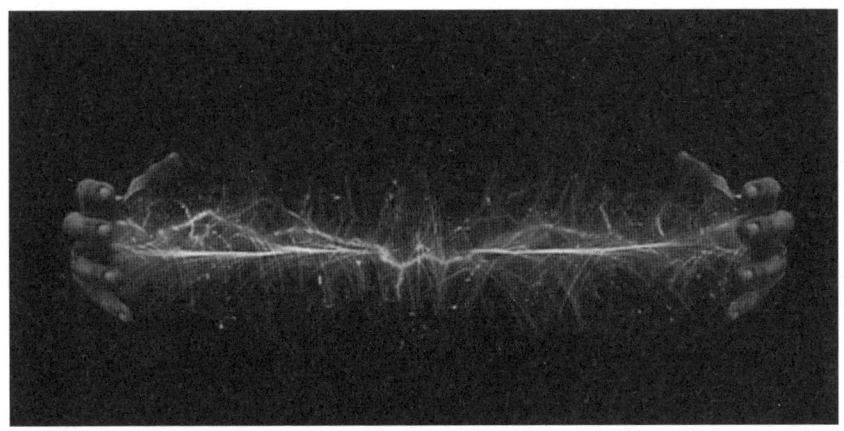

인체의 전기적 신호를 표현함

안으로 들어오는데 이때 생체전류가 최적화되어 전기적 신호가 잘 통해야 음전하는 띠는 자유전자는 우리 몸으로 쉽게 들어옵니다.

인체에 전기적 신호가 잘 통하려면 생체전류가 최적화되어야 합니다. 생체전류는 인체에서 전기신호가 흐르는 것을 의미하며, 생체전류는 신경세포와 근육을 비롯한 여러 생체 조직에서 발생하며, 우리 몸의 기능을 유지하고 조절하는 데 중요한 역할을 하므로 어싱과 맨발걷기 효과를 높이려면 생체전류를 최적화 해서 전기적 신호를 잘 통하게 해야 됩니다.

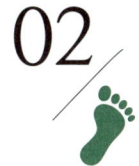

맨발걷기의 효과를 만끽하려면
: 균형의 중요성

　어싱과 맨발걷기를 하면 잠을 더 잘 자고, 혈액순환이 잘되면서 머리가 맑고 눈이 시원해지고 지치지 않고, 기운이 나며 점점 더 건강해지고 점점 더 젊어지면서 만족도가 높은 사람이 A타입입니다. 이렇게 어싱과 맨발걷기를 하면서 어싱의 효과를 누리는 이유는 다음과 같이 여러 가지 요인이 있을 수 있습니다.

　맨발걷기는 지면과의 직접적인 접촉을 통해 지구 에너지에 노출되는 것입니다. 지구 에너지와의 연결을 통해 활성산소와 정전기를 제거하면서 자연적인 어싱 효과를 얻을 수 있습니다. 우리 몸은 피부를 통해 전기를 전달할 수 있는 능력이 있으며 땅과의 직접적인 접촉은 어싱 효과를 향상하는 데 기여합니다.

맨발은 피부와 땅 사이에서 음전하를 띠고 있는 자유전자를 제공하는데, 이때 생체전류가 우리 몸에서 지구 에너지인 음전하를 띠고 있는 자유전자가 자유롭게 흐를 수 있도록 합니다. 어싱 제품도 피부의 접촉을 통해 땅으로 연결되는데, 어싱 제품이 전기 전도성을 충분히 가지고 있으면 어싱 효과를 증가시킬 수 있습니다.

개인의 건강 상태에 따라 어싱 효과를 느끼는 정도가 다를 수 있습니다. 어떤 사람은 생체전류의 변화를 민감하게 인지하고 전기적 신호가 잘통해서 그 효과를 누리는 반면 어떤 사람은 그 영향을 적게 느낄 수 있습니다. 개인의 신체적인 특성, 환경, 인지능력은 어싱 효과를 느끼는 데 영향을 미칠 수 있습니다. 예를 들어 혈액순환이 원활하고 체내 물 균형과 전해질 균형이 적절하게 조절되면 생체전류가 최적화되어 전기적 신호가 원활하게 잘 통할 수 있습니다. 이는 어싱 효과를 더욱 효과적으로 누리는 데 도움이 될 수 있습니다.

어싱과 맨발걷기는 전기적인 연결을 통해 지구 에너지인 음전하를 띠는 자유전자를 제공하고 우리 몸의 활성산소와 정전기를 제거하는 역할을 합니다. 우리 몸에 존재하는 양전하를 띠고 있는 활성산소와 정전기는 정상적인 생체전류의 전기적 신호를 방해할 수 있으며 건강 문제를 초래할 수 있습니다.

혈액순환이 잘되면 산소와 영양분을 체내로 효과적으로 운반하고 대사 산물이나 노폐물을 체외로 잘 배출합니다. 적절한 체내 물 균형과 전해질 균형은 혈액순환을 잘되게 하고 세포의 기능과 전기적 신호 활동에 필요한 적절한 환경을 제공합니다.

우리 몸의 생체전류가 최적화 되어 전기적 신호가 좋아진다는 것은 어싱의 효과를 효과적으로 누릴 수 있다는 것을 의미합니다. 생체전류가 최적화되어 전기적 신호가 잘 통할 수록 활성산소를 잘 제거하고 정전기를 잘 배출하면서 어싱과 맨발걷기 효과가 크게 나타날 수 있습니다. 따라서 혈액순환이 원활하고 체내 물 균형과 전해질 균형이 적절하게 조절되어 어싱 효과를 크게 누릴 수 있는 사람이 A타입 입니다.

다음은 365일 어싱의 환경을 누리고 맨발걷기를 하면서도 효과를 느끼느냐는 질문에 시큰둥하며 제대로 어싱의 효과를 느끼지 못하고 만족도가 떨어지는 사람이 B타입입니다. 365일 어싱의 환경을 누리고 맨발걷기를 하면서 어싱의 효과를 제대로 느끼지 못하는 이유는 여러 가지 있을 수 있습니다.

피부접촉과 전기 전도성에서 땅과 어싱 제품 표면 사이의 접촉이 제대로 이루어지지 않을 수 있습니다. 피부의 건조함·민감도, 피부와 어싱 제품 사이의 장애물 등이 전기적인 연결을 방해하고 물 균형과 전해질이 불균형해지면서 생체전류가 최적화 되지 못해 전기적 신호가 원할 하게 통하지 못하므로 어싱과 맨발걷기효과를 제대로 누리지 못할 수 있습니다.

인지와 신체적인 민감도에서 어싱 효과를 인지하는 능력이 상대적으로 낮거나 민감도가 낮을 수 있습니다. 개인의 인지능력과 신체적인 민감도는 어싱 효과를 경험하는 정도에도 영향을 줄 수 있습니다.

개인적인 건강 상태로 말미암아 어싱 효과를 충분히 누리지 못할 수 있습니다. 예를 들어 혈액순환이 잘 안되고 체내 물 균형과 전해질 균형이 적절하지 않으면 우리 몸에 생체전류가 최적화 되지 못해 전기적 신호가 원활하게 통할 수 없게 되므로 어싱 효과를 느끼지 못할 수 있습니다.

전기 전도성이 낮은 어싱 제품은 전기적 신호를 통하게 하는 능력이 제한적이기 때문에 어싱의 효과를 충분히 누리기 어려워 효과적인 어싱이 이루어지지 않을 수 있습니다. 따라서 어싱 제품을 선택할 때에는 전기 전도성이 높은 제품을 선택해야 합니다. 전기 전도

어싱 & 맨발걷기 할 때,

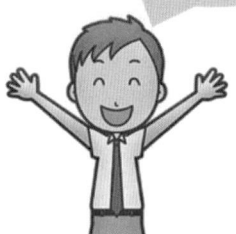

A타입
효과 있는 사람?

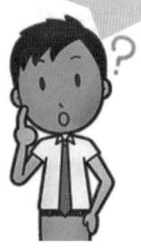

B타입
효과 없는 사람?

성이 높은 어싱 제품은 전기적 신호를 원활하게 전달하여 어싱의 효과를 효과적으로 제공하며 안전하고 안정된 운영으로 도움을 줄 수 있습니다.

이러한 요인 때문에 B타입은 365일 어싱의 환경을 즐기고 맨발걷기를 하면서도 효과를 잘 느끼지 못해 시큰둥할 수 있으며, 개인의 건강 상태와 신체적인 특성, 환경, 조건, 제품 품질 등이 어싱 효과 차이를 설명할 수 있습니다. 정리해보면 싱겁게 먹는 사람 대부분이 B타입일 수 있습니다.

365일 어싱 환경을 즐기고 맨발걷기 하면서 효과를 잘 누리는 A타입보다 효과를 잘 못 느끼는 B타입이 의외로 많다는 것에 초점을 둔 저는 한국인을 위한 맞춤형 어싱솔루션을 통해서 대한민국 국민 모두 맨발걷기와 356일 어싱의 효과를 누리며 건강하게 살아가는 데 실용적인 도움을 드리고자 합니다.

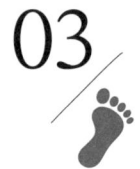

활성산소?
독일까, 약일까?

활성산소(reactive oxygen species, ROS)는 화학적으로 매우 활성화된 산소 분자를 의미합니다. 활성산소 분자는 하나 이상의 비정상적인 전자를 가지고 있어 안정성을 유지하기 위해 다른 분자들과 반응하려는 경향이 있습니다. 이러한 반응은 다른 분자들의 구조를 손상하거나 산화반응을 유발할 수 있습니다.

활성산소는 우리 몸의 여러 과정에서 생성될 수 있습니다. 가장 잘 알려진 활성산소 생성 경로는 호흡하는 과정에서 미토콘드리아에 일부 전자가 누출되면서 활성산소가 생성되는 경우입니다. 활성산소는 호흡하는 과정에서 발생되는 호흡의 찌꺼기라고도 합니다. 또한 세포 내에서 대사 활동이나 외부요인으로도 활성산소가 생성될

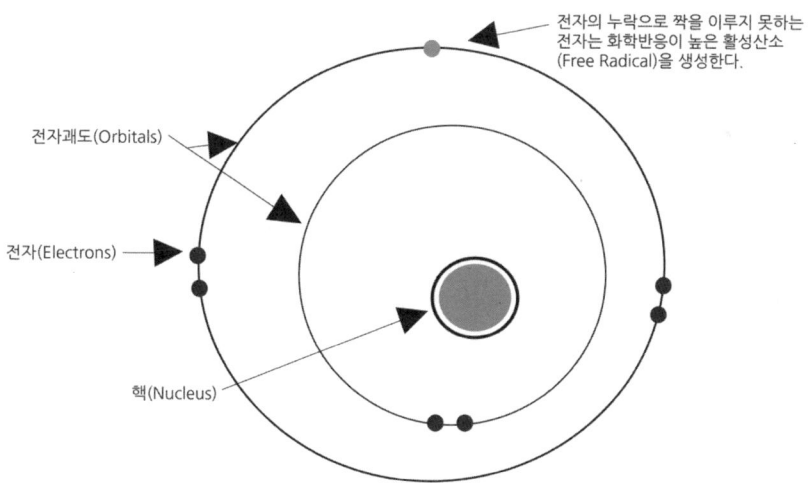

활성산소(Free Radical)의 생성

수 있습니다. 외부요인으로는 자외선, 오염물질, 흡연, 약물 등이 있습니다. 이러한 요인은 세포 내에서 산화적 스트레스를 유발하여 활성산소 생성을 촉진할 수 있습니다.

활성산소는 자유기(free radical)라고도 합니다. 비정상적인 전자를 가지고 있어 다른 분자들과 반응하여 다른 세포로부터 전자를 훔치거나 빼앗아 올 수 있는데, 이를 산화작용이라고 합니다. 산화반응은 전자의 양도 또는 취득을 통해 일어나며, 이 과정에서 활성산소는 다른 분자의 전자를 획득하여 안정한 형태를 찾으려고 산화반응을 일으켜 그들의 구조를 손상할 수 있습니다.

이는 세포손상이나 DNA 손상 등을 초래할 수 있으므로 다양한 질병과 연결될 수 있습니다. 이러한 특성 때문에 활성산소는 세포손상과 염증, 노화, 질병의 발생과 밀접한 관련되어 있다고 알려져 있습니다.

활성산소는 다양한 요인으로 증가할 수 있습니다. 예를 들어 땔감을 밀어 넣으면 연소율이 높아져 굴뚝에서 연기가 더 많이 나오듯 과도하게 운동할 때 근육세포에서는 더 많은 에너지를 생성하기 위해 미토콘드리아에서 포도당을 산소와 함께 연소시키는데, 이 과정에서 많은 양의 활성산소가 생성될 수 있습니다.

운동 시 근육세포의 에너지 요구가 증가하면 미토콘드리아에서는 산소를 사용하여 ATP(아데노신 3인산)를 생산하는 호흡 과정을 가속화합니다. 이 과정에서 활성산소가 발생하며 산화적 스트레스를 유발할 수 있습니다. 방사선 노출, 정신적인 스트레스, 쇼크 같은 상황에서도 활성산소의 생성이 증가할 수 있습니다.

방사선은 활성산소 생성에 기여할 수 있는 자유라디칼을 형성하는 데 일부 관여할 수 있습니다. 정신적인 스트레스나 쇼크는 체내 호르몬 수준의 변화를 유발하여 활성산소 생성을 증가시킬 수 있습니다. 이러한 상황에서 활성산소는 산화적 스트레스를 초래할 수 있으며 세포손상과 염증반응을 촉진할 수 있습니다.

입으로 들어오는 활성산소도 주의해야 합니다. 예를 들어 식품첨가물, 화장품, 농약과 처방약은 활성산소 생성을 유발할 수 있는 화학물질을 포함할 수 있습니다. 자외선에 노출되거나 담배를 피우는 것도 산화적 스트레스를 증가시키고 활성산소의 생성을 촉진할 수 있습니다. 기름으로 음식을 튀길 때 고온으로 인해 기름이 산화될 수 있습니다. 이 과정에서 활성산소가 생성될 수 있습니다. 특히 고온에서 오랫동안 기름에 음식을 튀기거나 반복해서 사용할 경우 더 많은 활성산소가 생성될 수 있습니다.

식품첨가물이 체내에서 분해될 때 활성산소가 생성될 수 있습니다. 예를 들어 합성 방부제인 BHA(부틸화 하이드록시아닐린)와 BHT(부틸화 토코페롤)는 식품의 유통기간을 연장하기 위해 사용됩니다. 이들이 체내에서 분해될 때 활성산소가 생성될 수 있으며, 전자기기에 의한 전자파에 노출되거나 화학 염소나 트리할로메탄이 포함된 수돗물을 마실 경우에도 활성산소의 생성이 증가할 수 있습니다.

환경오염, 화학물질, 자외선, 혈액순환 장애, 스트레스 때문에 과잉 생산된 활성산소는 인체의 정상적인 DNA와 RNA 세포조직을 공격합니다. DNA와 RNA의 유전자 정보를 파괴하고, 세포막을 붕괴하고 비정상적인 세포 단백질을 형성합니다.

활성산소는 우리 몸에서 질병을 유발하는 나쁜 역할만 할까요? 그렇지 않습니다. 활성산소는 우리 몸의 생리적 기능을 수행하는 데 중요한 역할을 합니다. 생리적 기능은 다음과 같은 예시로 설명할 수 있습니다.

활성산소는 병원균으로부터 면역계를 방어하고 환부나 수술 부위의 조직 재건을 도우며, 신체 어느 곳에 문제가 발생하면 백혈구와 다른 특수세포를 현장으로 호출합니다. 백혈구는 순찰차처럼 체내조직을 돌아다니며 감시하다가 바이러스, 박테리아, 외부 미생물 또는 내·외상으로 손상된 세포를 발견하면 즉시 대응 태세를 취합니다.

활성산소는 그동안 부당한 평가를 받아왔으나 우리 몸에 꼭 필요한 작용을 합니다. 활성산소는 양전하를 띠는 분자이며, 안정된 상태를 이루기 위해 자유전자를 찾아 움직입니다. 활성산소는 전자를 좋아해서 친전자체라고도 합니다. 활성산소는 전자와 결합하기 위해 병원균이나 손상된 조직에서 전자를 빼앗아 옵니다. 이런 작용을 통해서 우리 몸에서 몰아내야 할 나쁜 세균을 죽이고, 손상된 조직을 해체해서 제거합니다.

슈퍼옥사이드와 과산화수소는 활성산소의 한 종류로 면역세포인 호중구나 대식세포 등의 탐식세포에서 생성됩니다. 탐식세포는 외부로부터 침입한 세균이나 바이러스 같은 병원체를 탐지하고 파괴하는 중요한 역할을 수행합니다.

이때 슈퍼옥사이드와 과산화수소 두 가지 활성산소를 사용하여 병원체 사멸에 기여합니다. 활성산소는 세포 안에서 산화작용을 일으켜 세균이나 바이러스의 핵산을 파괴하고 세포막을 손상함으로써 병원체를 제거합니다. NK세포는 암세포같이 비정상적으로 변화한 세포를 탐지하고 파괴하는 역할을 하는데, 이때에도 슈퍼옥사이드와 과산화수소의 활성산소를 사용하여 암세포를 공격하고 사멸합니다.

활성산소는 면역세포뿐만 아니라 체내 다른 세포들에서도 생성되며 신호 전달 역할도 수행합니다. 체내에서 발생하는 여러 신호에 응답하여 다양한 생리적 반응을 조절하고 세포 간의 신호 전달자로 작용합니다. 활성산소의 신호 전달 기능은 세포의 생리적 반응을 조절하는 데도 중요한 역할을 합니다.

소화과정에서 활성산소는 소화효소와 함께 작용하여 음식물을 분해하는 데 도움을 줍니다. 그리고 호흡 과정에서 활성산소는 세포의 에너지 생산을 위해 사용되기도 하며, 산소는 미토콘드리아에서 호흡 사이클에 참여하여 ATP(아데노신 3인산)라는 에너지 분자를 생성합니다.

우리 몸에서 유익한 역할을 하는 활성산소의 재해석은 중요한 포인트입니다. 활성산소는 주로 유해 물질로 알려져 있었지만 최근에 활성산소의 중요성과 유익한 역할이 밝혀지고 있습니다. 우리는 활성산소에 대한 시각을 다시 인식하고 평가하는 재해석이 필요한 시점입니다.

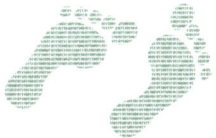

4장

맨발걷기와 물 균형

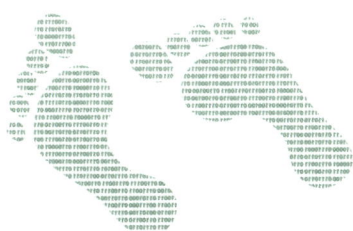

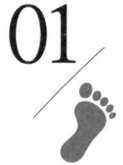

탈수를 예방하는 슬기로운 물 마시기

건강하고 즐겁게 살고 싶은 것은 모든 사람의 바람입니다. 건강은 우리의 삶의 질과 행복에 매우 중요한 역할을 합니다. 입맛에 맞는 음식만 먹고, 과식하고, 운동을 게을리하면서 건강해지기를 바란다면 그건 이치에 맞지 않는 어불성설(語不成說)입니다.

물만 자주 마시는 습관만으로도 건강해질 수 있다면 어떻겠습니까? 물을 자주 마시는 것은 건강에 매우 중요한 습관입니다. 물을 충분히 섭취하는 것이 중요하다는 인식이 있음에도 불구하고 많은 사람들은 일상생활에서 물을 충분히 마시지 않는 경향이 있습니다.

탈수(dehydration)는 매우 심각합니다. 일상적으로 섭취하는 음료에는 탈수를 촉진하는 요소들이 많습니다. 커피, 차, 탄산음료, 알코올음료 등은 우리 몸의 물을 배출하는 효과가 있습니다. 이러한 음료를 과도하게 섭취하면, 실제로는 목마르지 않아도, 우리 몸의 물이 감소합니다.

이렇게 되면 우리 몸은 땅이 쩍쩍 갈라지듯 가뭄이 들어 세포들은 물을 달라고 아우성인데 이것이 바로 탈수입니다. 순수한 물을 제대로 섭취하지 못하고, 갈증을 제대로 느끼지 못하고 지속적으로 탈수가 진행되면 경고등인 적색신호가 들어오며 신체 물 균형이 깨지면서 여러 가지 형태로 건강에 문제가 발생합니다.

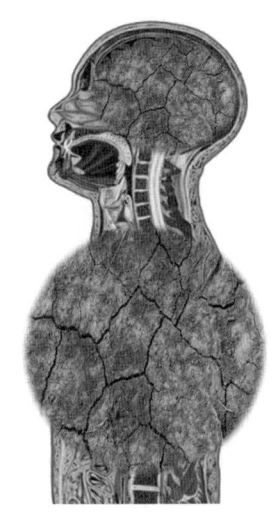
탈수, 땅이 쩍쩍 갈라지는 가뭄으로 표현

대부분의 질병은 탈수와 밀접한 연관이 있습니다. 천식은 질병이 아니라 우리 몸의 물 부족, 즉 탈수로 인해 발생하는 합병증으로 보는 가설이 있습니다. 탈수로 인해 신경전달물질인 히스타민이 활성화되어 천식 같은 알레르기질환을 발생시킨다는 주장도 있습니다.

체액은 혈액순환, 영양분 운반, 체온조절 등을 담당합니다. 탈수는 우리 몸의 물의 감소를 유발합니다. 이 때문에 피가 부족해지는 혈허(血虛)가 발생합니다. 혈허가 발생하면 혈액순환이 저하될 수 있으며 혈압 상승, 혈액 점성도 증가, 심장 부담 증가와 관련될 수 있습니다.

물은 신진대사에 필수적인 역할을 합니다. 탈수로 인해 물이 부족하면 신진대사가 감소해 에너지 생산과 영양분 대사가 저하될 수 있습니다. 이는 만성피로, 불규칙한 식욕, 체중감소 등을 유발할 수 있습니다.

탈수는 신체의 여러 기능에 나쁜 영향을 미칠 수 있습니다. 물은 세포조직, 장기의 기능을 유지하고 최적화하는 데에 필요합니다. 탈수는 세포 내부의 화학적 반응, 영양소와 산소의 운반, 체온조절, 소화과정 등에 영향을 줄 수 있습니다.

탈수는 신장 기능을 저하시킬 수 있습니다. 물 부족으로 혈액이 농축되어 신장에서는 노폐물과 독소를 충분히 제거하지 못할 수 있습니다. 이는 신장결석, 요로감염, 만성 신장질환 등을 유발할 수 있습니다.

물은 체온조절에 중요한 역할을 하는데, 탈수로 인해 체온조절 메커니즘이 손상되면 체온의 균형을 유지하는 능력이 급감합니다. 이는 체온조절 장애를 유발하여 체내온도가 너무 높아지거나 낮아지는 문제를 야기할 수 있습니다.

물은 소화과정에서 반드시 필요하며, 탈수는 소화기관의 기능을 저하시킬 수 있습니다. 탈수로 인해 변비, 위산 이상 증가, 소화 장애 등 소화와 장 건강 문제가 발생할 수 있습니다. 물은 뇌 기능에도 중요한 역할을 합니다. 탈수는 두통, 혼동, 피로, 집중력 저하, 기분 변화 같은 인지 및 정신적인 문제를 유발할 수 있습니다.

　물을 충분히 섭취하지 않거나 체액 손실이 과도한 경우에는 탈수 때문에 혈압이 상승할 수 있습니다. 그러므로 현대의학에서 밝혀내지 못한 본태성 고혈압의 원인 중 하나가 '탈수'라고 주장합니다. 탈수는 인체에 상당히 부정적인 영향을 미칠 수 있으므로 적절한 물 섭취를 유지하여 탈수를 예방하는 것이 중요합니다. 일반적으로 권장되는 하루 물 섭취량은 1.5~2리터입니다. 그러나 개인의 신체활동 수준, 기후조건, 건강 상태 등에 따라 물 섭취량은 달라질 수 있습니다.

　몇 가지 요소에 따라 물 섭취량이 조정될 수 있는 이유를 살펴보겠습니다. 활발한 운동이나 신체적인 활동을 할 경우 땀을 많이 흘려 물이 빨리 소모됩니다. 이 경우에는 더욱 많은 물을 섭취하여 수분을 보충해줘야 합니다.

　여름철에 덥고 습한 환경에 노출되면 땀을 많이 흘려 몸의 물이 손실됩니다. 이 경우에는 체온조절과 물 보충을 위해 추가적인 물 섭취가 반드시 필요합니다. 그러나 개인의 건강 상태에 따라 물 섭취량이 달라질 수 있습니다.

　임신 중이거나 물을 많이 소화하는 신장질환이 있는 경우에는 더 많은 물을 섭취해야 합니다. 열사병, 설사, 구토 등으로 물 손실이 큰 경우에도 물 섭취량을 늘려야 합니다. 물의 섭취량은 개인의 요구에 맞게 조절되어야 하며, 신체의 물 상태와 요구에 따라 다를 수 있습니다. 우리 몸에서 물 조절에 중요한 역할을 하는 것은 나트륨과 칼륨입니다. 이들은 세포 내외의 물 농도를 조절하고 체액의 양과 분포를 유지하는 데에 기여합니다.

나트륨은 주로 체외 액(세포 외부공간)에서 발견되며 물 조절에 중요한 역할을 합니다. 나트륨은 체외 액에 높은 농도로 존재하고 삼투압(osmotic pressure)을 조절하여 물의 이동을 조절합니다. 나트륨은 물을 잡아두고 세포 외부로 나갈 수 있는 양을 조절함으로써 체액의 균형을 유지합니다.

칼륨은 주로 세포 내부에서 발견되며, 세포 내의 물 농도와 생체전류의 최적화와 전기활동을 조절하는 데에 중요한 역할을 합니다. 칼륨은 신체에서 세포 내부로 나가는 물의 양을 조절하고, 신체의 칼륨 수준을 유지함으로써 체액균형을 조절하므로 충분한 칼륨 섭취는 물 조절에 도움을 줄 수 있습니다. 그러므로 물 균형이 무너진 탈수 상태에서는 365일 어싱의 효과와 맨발걷기효과를 기대할 수 없습니다.

02

좋은 물은 좋은 치유제

좋은 물은 건강과 웰빙에 긍정적인 영향을 미칩니다. 물은 청결하고 미생물, 유해물질, 오염물질 등으로부터 자유로워야 합니다. 규제기관의 기준을 충족하고 정화 처리를 거친 물은 안전하고 사용하기에 적합한 물일 수 있습니다. 좋은 물은 미네랄 함량이 적정하여 인체에 필요한 영양소를 공급할 수 있습니다. 적절한 양의 칼슘, 마그네슘, 칼륨 등의 미네랄은 건강한 뼈, 근육, 신경 기능을 지원하는 중요한 역할을 합니다.

좋은 물은 약알칼리성인 pH값을 가지는 것이 이상적입니다. 강산성이거나 강알칼리성인 물은 소화 기능과 신진대사 과정에 영향을 줄 수 있습니다. pH7.4의 약알칼리성은 우리 몸의 혈액 및 체액의

pH값으로 간주되는 이상적인 범위이며, pH7.4는 생리적으로 균형 상태를 나타내기 때문에 pH7.4 정도의 물이 우리 몸에 좋은 물이라고 볼 수 있습니다.

맑고 깐깐한 물이라고 해도 우리 몸에 좋은 물이 아닐 수 있습니다. 삼투압 방식으로 정화된 맑은 물은 미네랄을 모두 걸러낸 산성물일 수 있습니다. 삼투압 방식은 역삼투(osmosis) 혹은 역삼투 필터링이라고도 하며 반 감압을 사용하여 불순물과 오염물질을 제거하는 기술입니다. 삼투압 방식은 물을 통과시켜 물 분자는 반 투과막을 통과하고 불순물은 막에 남게 됩니다. 이 과정에서 대부분의 미네랄과 일부 산소와 이산화탄소도 제거됩니다. 이로 인해 삼투압 방식으로 정화된 물은 산성화 경향을 나타낼 수 있습니다.

미네랄 함량이 많은 물이 좋은 물인데 거기에 수소까지 용존되어 있으면 항산화 효과와 환원 효과가 발생하므로 수소 물이 우리를 건강하게 하고 질병을 치유하는 좋은 물일 수 있습니다. 프랑스의 루르드 샘물, 독일의 노르데나우 샘물, 멕시코의 샘물이 세계 기적의 샘물이라고 불리는 이유는 샘물에 수소가 다량 함유되어 있다는 사실입니다. 이를 일본의 시라하타 교수와 독일의 가덱 박사가 밝혔으며, 이로써 질병을 치유하고 노화를 막는 비결이 수소 물이라는 것이 널리 알려졌습니다.

전해환원수라고도 하는 수소 물에 관해 시라하타 교수의 연구 결과에 따르면 수소가 다량 함유된 물은 항산화 효과와 환원 효과가 발생하므로 항산화와 항염증 효과가 있다고 합니다. 가덱 박사도 수소가 다량 함유된 물에 대한 연구를 수행하고 있습니다.

과학자들은 기적의 샘물이 질병 치유에 효과를 보이는 이유에 대해서 여러 가설을 제기하면서 미네랄 함유량이나 게르마늄 등의 미네랄 물질에 주목하였고, 기적의 물로 질병이 치유되는 이유도 미네랄 때문이라고 추측했습니다. 미네랄이나 게르마늄 함유량이 높은 물에 다량으로 함유된 수소 때문에 치유 효과가 있다는 사실을 위의 두 학자가 명확하게 밝히면서 기적의 샘물의 비밀이 밝혀졌습니다. 수소는 항산화 작용과 환원 작용을 하며, 이 항산화 작용과 환원 작용이 건강에 긍정적인 영향을 줄 수 있다는 연구 결과가 있습니다.

시라하타 교수는 물의 환원력(antioxidant power)의 중요성을 강조하고 있습니다. 환원력은 물질이 산화 과정에서 활성산소를 제거하거나 억제하는 능력을 말합니다. 물의 환원력은 수소 같은 환원제의 함유량과 관련 있을 수 있습니다.

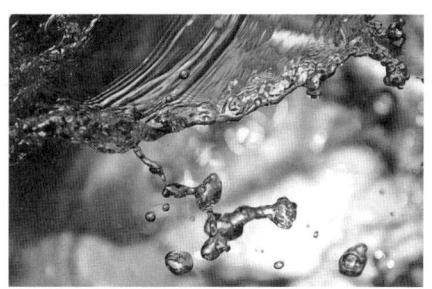

물의 환원력

환원제는 활성산소를 안정화하고 제거하는 데 도움을 줄 수 있습니다. 따라서 물이 높은 환원력을 가지고 있다면 활성산소에 대항하여 산화 스트레스와 세포 손상을 줄여서 건강에 많은 도움을 줄 수 있다고 주장합니다.

수소(Hydrogen) 이야기를 조금 더 해보겠습니다. 먼저 항산화 효과와 환원 효과에 대해 알아보겠습니다.

항산화 효과(Antioxidant Effect): 항산화 물질은 세포를 활성산소와 산소의 손상으로부터 보호해주는 역할을 합니다. 이들은 라디칼이나 산소 화합물과 반응하여 손상을 예방하고 세포를 건강하게 유지합니다.

환원효과(Reduction Effect): 환원은 화학 반응 중 하나로, 화합물이 전자를 받아들여 산소 상태가 감소합니다. 이로 인해 화합물이 환원되는데 이때 다른 물질을 환원시키는 능력을 나타내며 생물학적 프로세스에서 중요한 역할을 합니다.

수소는 항산화 작용과 환원 작용으로 활성산소와 산화스트레스를 완화하고 세포손상을 예방할 수 있는 물질로 알려졌으며, 수소는 활성산소에 반응하여 염증과 산화에 관여하는 생체화학물질을 제거하는 효과가 있을 수 있습니다. 수소는 다양한 질병의 예방과 치료에 도움이 될 수 있다는 가설이 제기 되고 있습니다.

수소가 항산화 작용과 환원 작용을 한다는 점은 현대의학에서도 널리 알려진 사실이며, 수소에 관한 활발한 연구가 진행되고 있습니다. 수소가 활성산소에 반응하여 세포손상을 방지하고 면역체계 강화에 기여하며, 노화와 관련된 여러 질환의 발생을 억제하는 데 도움이 될 수 있습니다.

수소가 의학 분야에서 주목받는 응용 분야는 다음과 같습니다. 수소는 활성산소와 산화스트레스를 완화하고 세포손상을 줄이는 항산화 효과와 환원 효과로 인해 만성질환 예방에 도움이 될 수 있을 것으로 보이기 때문입니다.

수소는 염증을 억제하고 면역시스템을 조절하는 역할을 할 수 있으며, 염증성 질환 관리에 도움이 될 수 있습니다. 수소는 면역 체계를 강화하고 자연살해세포(Natual Killer Cell), 즉 NK세포의 활성을 촉진하여 면역기능을 향상할 수 있으며, 조직손상을 예방하고 회복을 촉진할 수 있는 잠재적인 효과가 있습니다. 이는 상처 치료와 조직 재생에 도움이 될 수 있습니다.

수소에 대한 연구와 활용은 여러 국가에서 진행되고 있습니다. 일본은 수소 메커니즘에 주목하고 연구를 통해서 많은 제품이 개발되고 있으며, 수소가 함유된 수소 물을 비롯해 다양한 건강식품이 판매되고 있습니다. 수소에 대한 연구는 물리학·화학·의학 등 다양한 분야에서 이루어지고 있으며, 잠재적인 의료 및 건강상의 이점을 탐구하고 있습니다.

미 항공우주국(NASA)은 우주비행과 탐사를 통해 극한의 환경에서 생존을 위한 기술과 연구를 수행하고 있습니다. 수소는 저중력이나 우주 환경같이 극단적인 조건에서도 산소와 결합하여 물을 생성할 수 있는 특성이 있습니다. 대기권 밖의 예측불허 환경에서도 건강을 유지 관리 할 수 있는 최적의 물은 수소가 풍부하게 함유되어 있는 수소 물이라는 가설도 있습니다.

맷 데이먼이 출연한 영화 〈마션〉에서 마크 와트니는 화성에서 생존을 위해 감자 재배에 필요한 물을 만들려고 로켓의 연료인 하이드라진의 질소와 수소의 결합을 끊고 분리된 수소 원자 네 개를 만들어 수소에 산소를 결합시켜 비닐에 물방울이 모여 물이 만들어지는 흥미진진한 한 장면이 떠오릅니다.

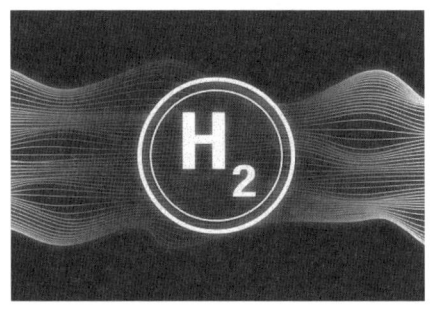

수소기호, 물의 흐름

수소가 극단적인 우주 환경에서 산소와 결합하여 물을 생성할 수 있는 특성은 과학적인 사실이며 이러한 반응은 수소와 산소가 화학적으로 결합하여 H_2O라는 물 분자를 형성하는 과학입니다.

03

물 마시기의
골든 타임

 물을 충분히 섭취하지 않아서 탈수증상이 나타나고 혈액 부족을 겪는다면 이는 심각한 상황입니다. 혈허는 혈액의 적혈구 수가 부족하여 산소와 영양소의 공급이 제한되는 상태를 의미합니다. 탈수로 인한 혈액 부족은 다양한 증상을 유발할 수 있습니다. 두통과 어지러움, 심한 피로와 쇼크, 소화 문제와 구토, 피부 건조와 감각소실, 빠른 맥박과 저혈압, 혈액 점성도의 증가로 인한 혈관질환 등이 발생합니다.

 만성 탈수는 장기적으로 충분한 물을 섭취하지 않아 발생하는 상태로, 혈허와 관련된 다양한 건강 문제를 야기할 수 있습니다. 사람들이 물을 충분히 마시지 않는 이유는 여러 가지가 있습니다.

충분히 물을 마시는 습관이 없거나 물 섭취의 중요성을 인식하지 못하여 물을 충분히 마시지 않을 수 있습니다. 환경적인 제한으로 물 섭취가 제한될 수 있습니다. 일부 작업환경에서는 물을 자주 마시기 어렵거나 환경조건이 물 섭취를 어렵게 만들 수 있습니다.

개인의 습관이나 우선순위에 따라 물 섭취가 소홀할 수 있습니다. 다른 음료나 음식에 더 많은 관심을 두어 물을 충분히 마시지 않는 경우도 있습니다. 신체적인 요인으로 물 섭취가 제한될 수 있습니다. 신장질환, 요로감염, 요폐색 등의 상태에서는 물 섭취를 제한받을 수 있습니다.

만성 탈수는 여러 가지 질병과 증상을 유발할 수 있습니다. 만성 탈수는 혈압 조절에 영향을 줄 수 있으며, 고혈압 발생의 위험을 증가시킬 수 있으며, 물 부족으로 혈당조절에 영향을 미칠 수 있으며, 당뇨병 발생과 관련될 수 있습니다. 만성 탈수는 콜레스테롤 수준에 영향을 줄 수 있으며, 고지혈증 발생을 촉진할 수 있습니다.

물 부족은 요산의 농도를 증가시킬 수 있으며 통풍 발작을 유발할 수 있습니다. 물 부족은 비뇨기계의 물질 농축을 촉진하여 신석과 담석의 발생 위험을 증가시킬 수 있습니다. 물 부족으로 혈액순환에 영향을 줄 수 있어 손발 저림 같은 신경학적인 증상을 유발할 수 있습니다.

물 부족 때문에 피부의 물이 감소하여 건조하고 가려움증을 유발할 수 있고, 물 부족은 소화과정에 영향을 줄 수 있으며, 소화불량과 속쓰림을 유발할 수 있습니다. 물 부족은 에너지 생산과 대사에 영향을 미칠 수 있으며, 만성피로증후군을 유발할 수 있습니다. 물이 부족한 만성 탈수는 여러 가지 질병과 증상을 유발할 수 있습니다.

물 마시는 것이 건강에 좋다고 하여 맹물만 억지로 많이 마시는 분도 많습니다. 물을 충분히 섭취해도 건조한 증상이 사라지지 않거나 오히려 탈수가 심해질 수 있습니다. 이는 각 개인의 신체 상태와 건강 상태에 따라 다를 수 있으며 다양한 요인이 이에 영향을 줄 수 있습니다. 우리 몸은 물을 흡수하면서 정상적으로 분배하는 능력이 필요합니다. 물 균형 조절에 문제가 있다면 물을 충분히 마셔도 탈수 증상이나 피가 부족해지는 혈허 증상은 계속될 수 있습니다.

하루에 권장되는 물 섭취량을 일정한 양과 빈도로 나눠 마시는 것이 중요합니다. 일반적으로 하루에 2리터(8잔) 이상의 물을 마시기를 권장합니다. 물을 여러 번 나눠 마시는 것이 좋습니다. 아침에 일어나서 공복에 한 잔 마시고, 식사 전후에 한 잔씩 마시고, 운동 전후에도 마시는 등 균형 잡힌 물 섭취 습관이 중요합니다.

우리 몸은 물이 필요하지 않을 때에는 물을 당기지 않습니다. 우리 몸은 체액균형을 유지하기 위해 적절한 삼투압의 균형을 유지하려고 노력합니다. 이를 위해 뇌는 혈액 내의 물 농도와 전해질 농도를 감지하고 필요에 따라 물의 섭취 여부를 결정합니다.

뇌에서 물이 충분하다고 판단하면 물을 당기지 않는 신호가 발생하는데 이는 몸이 물을 충분히 보유하고 있으며 추가적인 물 섭취가 필요하지 않다는 신호입니다. 이는 정상적인 생리적 메커니즘으로 우리 몸이 필요한 양의 물을 유지하고 적절한 물 균형을 유지하기 위한 조치입니다.

뇌의 신호를 무시하고 억지로 물을 마시면 우리 몸은 삼투압 균형이 조절되면서 필요 없는 물을 몸 밖으로 배출합니다. 필요하지 않은 물을 과도하게 섭취하고 자주 배출하면 물과 함께 전해질 균형에 꼭 필요한 미네랄을 잃게 됩니다.

물을 과도하게 섭취하고 배출하면 우리 몸은 삼투압을 유지하기 위해 필수미네랄인 나트륨과 칼륨도 함께 몸 밖으로 배출되면서 물 균형과 전해질 균형을 교란할 수 있습니다. 적절한 양의 미네랄은 신체기능에 필수적이므로 전문가의 조언을 받아 올바른 물과 미네랄을 섭취하여 물 균형과 전해질 균형을 유지하는 것은 매우 중요합니다.

전해질인 미네랄은 우리 몸의 생리적 기능을 조절하고 유지하는 데 중요한 역할을 합니다. 전해질에는 나트륨, 칼륨, 칼슘, 마그네슘, 염소, 인, 산 등이 있습니다. 미네랄 결핍은 여러 가지 문제를 초래할 수 있습니다. 예를 들어 칼슘 결핍은 뼈 건강을 해치고 골다공증 등을 유발할 수 있습니다.

미네랄 결핍은 산-염기 균형을 교란할 수 있으며 신장 기능과 관련된 문제를 초래할 수 있습니다. 신장의 미세혈관이 좁아지거나 혈액 내 칼슘이 증가할 경우 혈관 건강에도 부정적인 영향을 줄 수 있으므로 적절

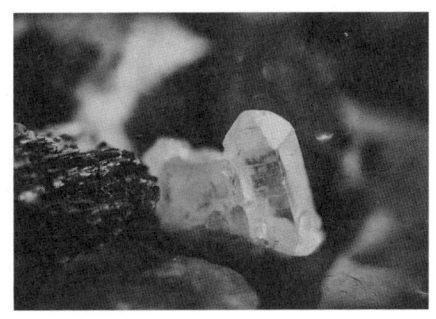

미네랄 크리스탈

한 미네랄 섭취는 건강한 신체기능을 유지하는 데 매우 중요합니다.

소금은 항상 물과 함께 이동합니다. 소금은 우리 몸에서 물을 잡아두는 데 중요한 역할을 합니다. 이는 삼투압과 관련 있습니다. 우리 몸의 물의 균형을 유지하기 위해 삼투압을 일정하게 유지하는 것은 중요합니다. 적절한 소금 섭취는 물의 균형 조절에 매우 중요합니다. 소금 섭취가 부족하면 뇌에서 구갈 중추를 자극하여 입을 마르게 만들어 우리가 물을 마시도록 유도하는 신호를 보내게 됩니다.

소금 섭취가 충분하면 나트륨 수준이 유지되고, 소금 섭취가 부족하면 뇌에서 구갈 중추를 자극하여 입을 마르게 만듭니다. 이는 우리 몸이 물을 필요로 한다는 신호이므로 물을 마시게 되는 원인이 됩니다. 입이 마르면 물을 마시는 욕구를 느끼며 우리 몸의 물 균형을 유지하도록 도와줍니다.

소금이 부족하면 물이 당기지 않고, 소금 섭취가 충분하면 뇌는 구갈 중추를 자극해서 입을 마르게 하여 물을 마시게 합니다. 우리 몸

에 소금이 충분한 상태에서 물을 많이 마셔야 물을 끌어들여 세포로 충분하게 물을 공급하게 됩니다. 그러므로 피가 부족해지는 혈허 증상의 개선을 위해서 올바른 소금 섭취는 꼭 필요합니다.

혈관에 물이 충분히 있어야 혈액이 맑아지고, 혈관에 노폐물이 끼지 않아야 혈관이 깨끗해지면서 장기적으로는 혈압이 떨어집니다. 소금이 건강에 해가 된다는 말은 오해입니다. 내가 마시는 물이 보약이 되게 하려면 싱겁게 먹지 말고 적절하게 간해서 맛있게 드시고 좋은 소금도 충분히 드셔야 합니다.

따뜻한 물을 마시면 편안함과 안정감을 주므로 건강에 도움이 됩니다. 따뜻한 물을 마시면 소화 기능을 촉진할 수 있습니다. 따뜻한 물은 소화기관의 혈액순환을 촉진하고 소화 효율을 향상할 수 있습니다. 따뜻한 물은 근육 이완에 도움이 될 수 있습니다. 피로한 근육을 풀어주고 긴장을 완화하는 효과가 있을 수 있습니다.

찬물을 마시는 것은 위장관 온도를 낮추고 혈관을 수축시킬 수 있으며, 그 결과 물이 흡수되지 못하게 되어 소화불량이나 불편감이 발생할 수도 있습니다. 특히 스트레스를 많이 받는 현대인은 교감신경이 과하게 활성화될 수 있습니다. 이러한 상태에서 찬물을 마시면 체온을 올리기 위해 교감신경이 더욱 활성화되는 과정이 일어날 수 있습니다.

교감신경은 신체의 스트레스 대응 메커니즘에 관여하고 체온 조절, 혈압 조절, 혈당 조절과 관련된 기능을 담당합니다. 찬물을 마시면 체온을 올리기 위해 교감신경이 작용하여 혈관을 수축하고 혈압을 높일 수 있습니다. 교감신경 활성화는 혈당을 증가시킬 수도 있습니다.

우리 몸이 건강해지기 위해서는 세포들이 건강한 상태를 유지하고 기능을 올바르게 수행할 수 있어야 합니다. 세포가 건강하게 기능을 수행하려면 충분한 물 균형을 유지해야 합니다. 적절한 물 섭취는 세포 내부의 물 균형을 조절하고, 세포의 구조적 탄력성을 유지하는 데 도움을 줍니다. 물을 올바르게 충분히 섭취하면 세포가 탱탱하게 유지되고 신진대사 기능을 수행하는 데에 도움을 줄 수 있습니다.

부종이 있는 경우 수독(水毒)을 먼저 빼내는 것이 중요합니다. 부종이 있는 사람은 몸에 액체가 과도하게 쌓여 있기 때문에 몸이 물을 효과적으로 받아들이지 못하는 경우가 있을 수 있습니다. 부종은 일반적으로 체액의 과도한 보존이나 배출의 어려움으로 인해 발생하며 이 때문에 체액의 순환과 대사가 영향을 받을 수 있습니다.

몸에 액체가 쌓여 있는 상태에서 체액의 일정량을 넘어서는 물을 섭취하면 부종의 악화를 초래할 수 있습니다. 몸이 이미 액체를 과도하게 보유하고 있으므로 물을 추가로 섭취해도 효과적으로 흡수되지 않고 그냥 배출되기 때문에 적절하게 제한된 양으로 물을 섭취해야 할 수도 있습니다.

차가운 물을 자주 마시면 세포 내로 흡수되지 못하고 세포와 세포 사이 간질액에 고이게 되면서 부종이 생깁니다. 부종 또한 만성 탈수 증상입니다. 만성 탈수가 지속되면 나트륨과 칼륨은 물을 저장하려고 애쓰는데, 이때 체온이 떨어져 물이 세포 내로 원활하게 이동하지 못하고 흡수되지 못할 때 부종이 발생합니다.

세포 내에 물이 충분하지 못하면 에너지 생산이 잘되지 못해 저체온이 생기고, 저체온이 생기면 세포로 물이 잘 이동하지 못하는 악순환이 반복됩니다. 이런 분들은 부종부터 먼저 빼고 체온을 높여주면 세포 내로 물을 원활하게 이동할 수가 있습니다. 부종이 자주 발생하는 분들은 '아아'라고 불리는 얼음 넣은 냉커피는 절대금물입니다.

부종을 효과적으로 빼려면 유산소운동과 근력운동을 해야 합니다. 따뜻한 물을 마셔야 하고 한꺼번에 마시지 말고 천천히 자주 마셔야 합니다. 따뜻한 물을 마실 때 반드시 미네랄이 풍부한 소금을 마시면서 림프 마사지를 수시로 해주면 부종도 빠지고 세포도 건강해지며 피부 탄력도 회복될 수 있습니다. 그리고 미네랄이 풍부하게 함유된 좋은 소금으로 장을 청소해주는 것도 부종을 빼는 데에 도움이 됩니다.

소금을 얼마나 섭취해야 하는지는 개개인이 다릅니다. 평상시 물을 자주 드시는 분, 칼륨이 풍부한 채소나 과일을 많이 드시는 분, 음식을 싱겁게 드시는 분은 반드시 물 250밀리리터에 좋은 소금 두 꼬집(2g)씩 녹여서 따뜻하게 마셔야 합니다. 입안에 침이 고여 촉촉해지고 소변 색깔이 연한 미색이 될 때까지 하루 1.5~2리터의 물을 마셔야 합니다. 이때 미네랄이 풍부하게 함유된 좋은 소금물을 마셔야 합니다.

 마신 물의 양에 비해 화장실에 가는 횟수가 잦은 분들은 소금의 양을 늘려야 합니다, 소변 색깔도 맑고 화장실도 자주 가는 데 비해 입이 자주 마르는 사람도 소금의 양을 늘려야 합니다. 반대로 화장실에 가는 횟수가 적고 입이 마르면 소금 과잉이므로 물 섭취가 더 필요합니다. 같은 입 마름 증상이라도 화장실에 가는 횟수와 소변 색깔에 따라 소금을 줄이고 물을 늘릴 수도 있고, 반대로 소금을 늘리고 물을 줄일 수 있습니다.

 물 마시는 시간에도 '골든 타임'이 있습니다. 아침에 일어나자마자 공복에 따뜻한 물 250미리리터에 활성산소 제거에 탁월한 강력한 항산화 효과와 환원 효과 있는 수소와 전해질 균형에 꼭 필요한 미네랄 있는 좋은 소금 두 꼬집(2g) 넣은 따뜻한 수소미네랄소금물을 마시는 것이 물 마시는 골든타임의 핵심입니다.

 따뜻한 수소미네랄소금물을 마시면 활성산소와 독소 노폐물을 제거하고 밤사이에 떨어진 체온을 높여주면서 혈액순환을 촉진하고, 속이 편안해지면서 소화도 잘되고 해독 장기기능이 좋아지면서 신장(콩팥)의 배출기능도 높여줍니다. 결석, 담석, 통풍 예방에도 큰 도움을 줍니다.

입이나 몸에서 냄새가 나는 사람, 고혈압·고지혈증·당뇨가 있는 사람, 결석·담석·통풍 환자, 손발이 차가운 분, 기력이 달리는 분, 피부가 자주 가려운 분, 얼굴이 찢어질 듯 건조한 분, 만성피로와 만성 소화불량에 시달리는 분, 변비나 설사를 하는 분들은 따뜻한 수소미네랄소금물을 꾸준히 마신다면 좋은 변화를 느낄 수 있습니다.

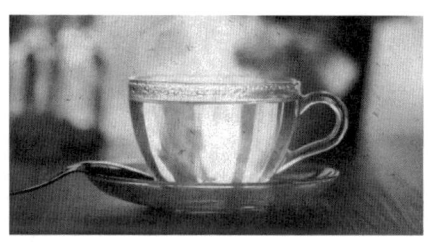

따뜻한 수소미네랄소금차

열이 많아 뜨겁거나 따뜻한 물을 먹기가 힘들어 찬물만 마시는 분의 경우 소화불량이 잦아 불편을 호소했는데, 물 마시기 골든 타임인 아침 공복과 취침 2~3시간 전 따뜻한 수소미네랄소금물을 마시기 시작하면서 소화기 건강과 혈액순환 건강이 좋아지는 것을 처음으로 확실히 느꼈다고 했습니다. 몸에 열이 많은 분들도 찬물보다는 뜨겁거나 따뜻한 물을 드시라고 권장합니다.

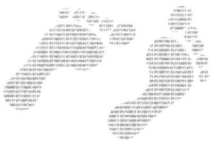

5장

맨발걷기와 전해질 균형

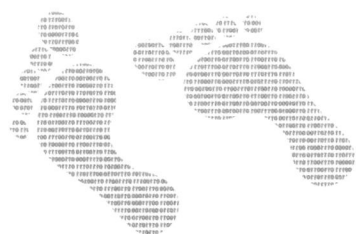

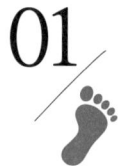

전해질 보물찾기

전해질(電解質)은 우리 몸의 중요한 미량물질로서 양이온과 음이온으로 이루어진 화합물입니다. 이온은 전기적으로 양성 또는 음성을 띤 입자로 우리 몸의 다양한 생리기능에 필수적인 역할을 합니다.

주요한 전해질로는 나트륨(Na^+), 칼륨(K^+), 칼슘(Ca^{2+}), 마그네슘(Mg^{2+}), 염화물(Cl^-), 탄산물(HCO_3^-), 인산물(HPO_4^{2-}), 황산물(SO_4^{2-}) 등이 있습니다. 이들 전해질은 세포 내외에서 전기적인 균형을 유지하고, 세포의 물 균형, 신경전달, 근육수축, 심장박동, 혈액 pH 조절, 체액의 적정 부피 등 다양한 생리기능을 조절하는 데 관여합니다.

전해질은 식품과 음료를 통해 섭취되며 소화와 흡수 과정을 통해 혈액에 흡수됩니다. 혈액을 통해 전체 조직과 세포로 운반되어 세포 내외의 전기적인 균형을 유지하고 기능을 조절합니다. 전해질의 농도와 균형은 체액의 pH, 혈액압 조절, 물 이동, 신경전달 등 다양한 생리기능에 큰 영향을 미치며, 이러한 균형은 정상적인 건강과 신체 기능 유지에 중요합니다.

전해질 균형은 식이조절, 물 섭취, 신체활동, 건강 상태 등 다양한 요소에 의해 영향을 받을 수 있습니다. 필요한 전해질 섭취는 균형 잡힌 식단과 충분한 물 섭취를 통해 유지되어야 합니다. 전해질 균형이 맞지 않으면 신체의 정상적인 기능에 영향을 줄 수 있습니다.

전해질 균형이 맞지 않으면 다음과 같은 문제가 발생할 수 있습니다. 전해질인 칼슘, 마그네슘, 칼륨 등은 근육수축과 이완에 중요한 역할을 합니다. 전해질 균형이 깨지면 근육경련이 발생할 수 있으며, 이는 통증과 불편을 초래할 수 있습니다.

전해질은 신경전달과 신경세포의 활동에 영향을 줍니다. 전해질 균형이 깨지면 신경전달 기능에 문제가 생길 수 있으며, 이는 신경 통증, 혼란, 우울감, 집중력 저하 등의 증상을 초래할 수 있습니다. 전해질은 물 균형 조절에 중요한 역할을 합니다. 전해질 균형이 깨지면 체액의 분포가 변하고, 물 균형 장애가 발생할 수 있습니다. 이는 탈수, 소변량의 변화, 심장과 순환계의 부담 등을 초래할 수 있습니다.

나트륨, 칼륨, 칼슘 등은 심장의 정상적인 수축과 전기신호 전달에 중요한 역할을 합니다. 전해질 균형이 깨지면 심장의 리듬 이상, 심부전, 협심증 등의 심장 문제가 발생할 수 있습니다. 전해질 균형의 중요성은 매우 큽니다.

전해질은 생체전류를 최적화해서 전기적 신호를 전달하는 데 중요한 역할을 합니다. 생물학적 시스템에서 전기적 신호는 신경세포 간의 통신이나 근육수축 같은 생리적 기능을 조절하는 데 사용됩니다. 전해질은 이러한 전기적 신호 전달을 원활하게 하고 세포 내부와 외부 사이의 전기활동을 조절하는 데에 기여하며, 신경세포에서는 시냅스 간의 이온 이동으로 전기적 신호가 전달되고, 근육세포에서는 칼슘 이온의 이동으로 근육수축이 일어나는 등 다양한 생리작용에도 관여합니다.

전해질의 적절한 농도와 균형은 생체전기 활동과 신경전달에 매우 중요합니다. 신체의 다양한 기능과 조절 메커니즘을 이해하고, 이러한 생체전류와 전기적 신호 전달에 대한 것은 의학, 생물학, 신경과학 등 다양한 분야에서 중요한 응용과 연구 주제입니다.

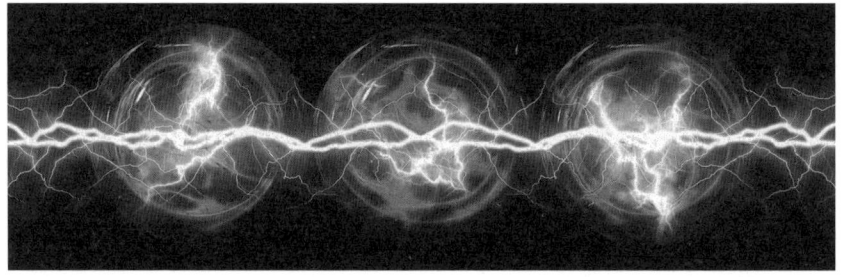

전기신호 전달

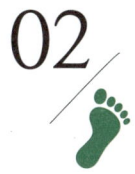

생체전류 최적화와 전해질 균형

생체전류(生體電流)는 신경 전기적 신호로서 뇌에서 발생하여 신경세포들을 통해 우리 몸 전체에 전달되는 전기적 신호입니다. 생체전류는 심장의 박동, 근육의 수축, 신경전달 등 신체의 다양한 기능과 조절에 관여합니다. 신경전기 신호는 생체전기 혹은 바이오 전기라고도 하며, 전기적인 신호의 움직임으로 우리의 몸이 움직이고 활동할 수 있도록 합니다.

생체전류는 우리 몸의 기능을 제어하고 조절하는 데 필수적입니다. 심장박동, 근육수축, 신경전달 등 다양한 생체활동은 생체전류에 의해 가능해지며, 신경세포 간의 전기적인 신호를 전달하는 데 사용됩니다. 이러한 신경전달은 우리 몸의 각종 반응과 움직임에 영향을 미치며, 우리가 인지하는 외부 자극에도 연결됩니다.

전해질은 세포 내외의 물과 전해질 농도 차이를 조절하여 세포 기능과 유지를 도와줍니다. 이로 인해 우리 몸은 적절한 물 균형을 유지하고, 세포의 정상적인 기능을 유지할 수 있습니다. 전해질은 근육의 수축과 이완을 조절하는 데 중요한 역할을 합니다. 이로 인해 우리 몸은 움직임을 제어하고, 일상적인 활동과 운동을 가능하게 합니다. 전해질 균형은 생체전류 최적화와 조절에 필수적인 역할을 합니다. 적절한 전해질 농도와 전기적인 균형을 유지하기 위해서는 올바른 식습관, 생활 습관, 충분한 물 섭취, 미네랄 섭취가 중요합니다.

신경세포의 전기활동은 나트륨, 칼륨 등의 이온의 이동에 의해 조절됩니다. 신경세포의 막은 이온을 통과시키는 특정 채널을 가지고 있으며, 이 채널을 통해 이온의 이동이 조절됩니다. 이 채널은 전해질의 농도 차이와 전기적 균형에 의해 영향을 받으며, 전해질 균형의 변화는 신경세포의 전기활동에 직접적인 영향을 줄 수 있습니다.

산화스트레스와 전해질과의 관계는 다양한 측면에서 연구되고 있습니다. 산화스트레스는 활성산소와 산소화합물의 생성으로 인해 세포손상을 초래할 수 있으며, 이는 전해질 농도와 전기적 균형에도 영향을 줄 수 있습니다. 산화스트레스는 세포 내에서 발생하는 산소와 관련된 화학반응으로 인한 스트레스 상태를 말합니다.

이는 산소의 일련의 화학전달 과정에서 활성산소와 다른 화학물질이 생성되는 것을 의미합니다. 산화스트레스는 활성산소와 산소 화합물이 세포 구성 요소인 DNA, RNA 단백질, 지질과 상호작용하여 세포손상을 크게 일으킬 수 있습니다.

전해질은 물속에서 이온 형태로 존재하는 미량원소나 화합물을 말합니다. 일부 전해질은 세포 내에서 중요한 기능을 담당하며, 전기적 신호 전달 세포 및 세포 내 액체의 평형 조절 등 다양한 생물학적 기능을 수행합니다.

산화스트레스와 전해질 사이에는 상호작용이 있을 수 있습니다. 산화스트레스는 전해질 농도를 변화시킬 수 있으며, 이는 세포 내의 전기적·생화학적 활동에도 영향을 줄 수 있습니다. 전해질은 세포 내외부의 환경을 조절하므로 산화스트레스에 의한 전해질 불균형이 초래되면 세포 기능을 방해하고 세포손상, 염증반응, 질병 발생을 증가시킬 수 있습니다

전해질은 산화스트레스를 조절하는 데에도 영향을 줄 수 있습니다. 일부 전해질은 항산화 효능이 있어 산화스트레스를 완화하는 데 도움을 줄 수 있습니다. 전해질은 산화스트레스로 인한 세포손상을 예방하고 세포의 건강을 유지하는 데에 중요한 역할을 합니다.

전해질 균형은 식이 관리와 건강한 생활 습관을 통해 유지되어야 합니다. 적절한 전해질 섭취는 다양한 음식과 식재료를 통해 이루어질 수 있습니다. 미네랄이 풍부한 좋은 소금과 신선한 과일, 채소, 견

과류, 식물성 단백질 등은 전해질 섭취에 도움을 주는 식품입니다.

전해질 균형이 잘 맞는다는 것은 우리 몸의 전해질 농도와 비율이 적절하게 조절되어 생체전류을 최적화해서 전기적 신호가잘 전달되는 상태를 말합니다. 전해질은 주로 체액에서 양성이온과 음성이온으로 이루어진 미량의 물질을 의미하며, 우리 몸에서 중요한 전해질로는 나트륨, 칼륨, 칼슘, 마그네슘, 염화물, 탄산물, 인산물, 황산물 등이 있습니다.

전해질균형이 맞지않아 생체전류가 최적화에 못미치면 전기적 신호에 문제가 발생할 수 있습니다. 신경세포에서는 나트륨과 칼륨 등의 이온이 전기적인 신호를 전달하는 데 관여합니다. 나트륨이온은 세포 외부로 흘러들어 가면서 전기적으로 활성화되고, 칼륨 이온은 세포 내부로 흘러 들어가면서 전기적으로 억제됩니다. 전해질 불균형이 발생하면 전기적인 신호 전달이 원활하게 이루어지지 않을 수 있습니다.

전해질 불균형으로 인한 전기전도의 문제는 일시적인 현상일 수도 있으며, 심각한 경우에는 근육의 수축이나 신경전달에 영향을 줄 수 있습니다. 무엇보다도 전해질 불균형 상태에서는 땅의 지면과의 접촉을 통한 지구 에너지인 자연치유 에너지를 누릴 수 있는 어싱과 맨발걷기효과를 떨어뜨릴 수 있습니다.

전해질은 생체전류를 최적화 해서 전기적 신호를 원활하게 전달하는 중요한 역할을 하므로 맨발로 걸을 때 발바닥이 땅에 닿으면 지면의 음전하인 자유전자와 발바닥의 양극이 만나 전기적 균형을 이루면서 우리 몸 안의 전기적인 균형이 조정되고, 신진대사 기능을 정상적으로 유지하는 데 도움을 줄 수 있습니다.

생체전류와 전해질은 우리 몸의 전기적 신호를 전달하는 중요한 역할을 하므로 맨발로 걸을 때 땅에 발바닥이 지면과의 직접적인 접촉을 통해 지구 에너지에 노출되는 것입니다. 이는 지구 에너지와의 연결을 통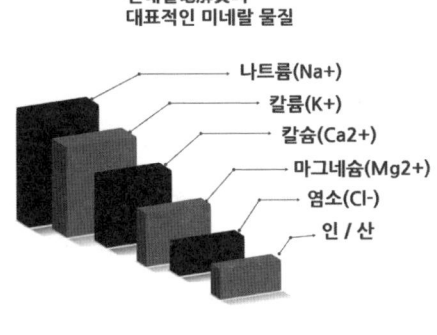해 활성산소와 정전기를 제거하고, 지구의 자연치유 에너지인 어싱의 효과를 얻을 수 있습니다. 이때 생체전류와 전해질 균형을 조화롭게 유지해서 전기적 신호 전달의 능력을 잘 갖추면 365일 어싱 효과와 맨발걷기 효과를 제대로 누릴 수 있습니다.

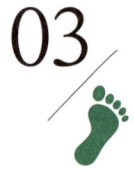

03

누가 싱겁게 먹으라고 하나?

소금은 우리 몸의 물 균형을 유지하는 데 중요한 역할을 합니다. 우리 몸은 소금과 함께 섭취한 물을 잡아두어 체내의 물을 조절하고 혈액의 부피와 혈액 압을 유지하며 해독과 혈액순환 그리고 혈액을 맑게 유지하는 데 큰 도움을 줍니다.

싱겁게 먹으라는 말을 많이 들어왔기 때문에 건강에 문제가 생기는 사람이 많습니다. 특히 만성질환이 있는 분들이야말로 미네랄이 풍부한 소금을 충분히 드셔야 하는데, 잘못된 인식 때문에 걱정되고 불안해서 싱겁게 먹다 보니 질병이 치료되지 않고 오히려 악화되는 경우가 많습니다.

저는 현대인들의 건강문제가 피가 부족해지는 혈허때문이라고 생각합니다. 혈허의 원인은 아마도 싱겁게 먹는 사람들이 소금 부족으로 물이 부족해져 탈수가 되고 탈수로 물이 부족하면 피가 부족해져 혈허가 발생하고, 이로 인해 각종 질병이 도미노처럼 발생합니다.

소금에 있는 미네랄은 전해질입니다. 소금은 세포 내부와 외부에 존재하며, 신체에서 물의 흐름과 혈액압 조절에 관여합니다. 세포 내부의 전해질 농도와 외부의 전해질 농도 균형을 맞추고 신경세포와 근육세포의 전기신호 전달에도 중요한 역할을 합니다.

소금은 혈액을 정화하고 해독한다는 가설이 있습니다. 혈액은 pH7.4 정도의 약알칼리성이므로 정상적인 혈액 pH를 유지하기 위해서는 산-염기 균형이 중요합니다. 혈액이 지나치게 산성화되면 항상성(homeostasis)에 의해서 이를 조절하기 위해 뼛속에 저장된 칼슘 같은 알칼리성 물질을 끄집어내어 혈액 pH를 안정화하게 됩니다.

소금이 부족해서 혈액이 산성화되면 골다공증 위험에서도 자유롭지 못하게 됩니다. 필요한 만큼 뼛속에서 칼슘을 꺼내어 써야 하는데, 필요 이상의 칼슘을 끄집어내어 쓰다 보니 쓰고 남은 칼슘이 문제를 야기합니다. 쓰고 남은 칼슘은 혈관에 침착되어 동맥을 딱딱하게 만드는데, 이것이 바로 동맥경화입니다. 그리고 남은 칼슘들이 혈관에만 침착되는 것이 아니라 어깨나 목에도 침착되어 석회화되면서 어깨나 목에 통증을 유발하고 나아가 심장에 결석까지 만들기도 합니다.

소금이 충분하면 물도 충분하고 혈액도 충분해지는데, 물과 함께 혈액이 충분하면 피가 투명한 와인처럼 맑아지면서 혈액순환이 잘됩니다. 소금이 부족하면 피가 토마토케첩처럼 끈적끈적해져 말초혈까지 혈액이 도달하지 못하면서 수족냉증이나 수족 저림이 발생하고 심장은 더 큰 압력으로 혈액을 밀어줘야 하니 당연히 압이 걸려 고혈압이 생길 수밖에 없습니다. 올바른 소금 섭취야말로 골다공증과 동맥경화를 막아주고 혈액순환을 개선해 고혈압까지 예방합니다.

싱겁게 먹으면 근육경련과 손발 저림, 구역질과 구토, 소화불량, 두통, 집중력 저하, 면역력 저하, 안구건조증, 건조한 피부, 발바닥의 지나친 각질, 수족냉증, 식은땀, 탈모, 저혈압, 고혈압, 고지혈증, 당뇨합병증, 변비, 가려움증, 저체온증, 만성피로, 성장 저하, 골다공증, 통풍, 결석 등이 발생합니다. 위의 질환들이 소금 하나만의 원인일 수는 없겠지만 싱겁게 먹는 식습관은 위의 질병 발생에 적지 않는 역할을 하게 됩니다.

싱겁게 먹으면 저혈압도 고혈압도 생길 수 있다는 사실에 의문을 제기하는 분들이 있습니다. 사람에 따라 다르게 나타날 수 있습니다만, 처음에는 피가 부족한 혈허 상태에서 저혈압에 시달리다가 혈관에 노폐물이 점점 쌓이고 피가 끈적끈적해지면서 고혈압이 됩니다. 따라서 저혈압과 고혈압을 예방하고 치유하는 근본적인 열쇠는 올바른 소금 섭취일 수 있습니다.

저혈압이나 고혈압인 분들은 지금까지 들어왔던 이야기와 상반된

이야기라서 걱정하실 수도 있습니다. 저혈압이나 고혈압인 분들은 혈압을 수시로 체크하면서 좋은 소금 섭취의 양을 늘려가는 것이 좋다고 생각합니다.

위에서 말씀드린 대부분의 질병은 혈액순환이 안 되거나 혈액이 끈적끈적해서 생기는 문제라고 볼 수 있습니다. 혈액순환이 안 되면 산소 공급도 안 되고 영양공급 또한 원활하지 못하므로 세포가 건강해질 수 없습니다. 그리고 세포에 물이 충분히 공급되지 못하면 노폐물 배출이 잘되지 않기 때문에 세포의 기능이 떨어지면서 만성피로가 발생합니다.

우리가 건강하기 위해서 가장 신경 써야 하는 장기는 위(胃), 장(腸), 간(肝)이라고 생각합니다. 위에서 소화가 잘 안 이루어지면 장에서 음식물이 이상 발효되어 가스가 생기면서 장누수증후군(Leaky gut syndrome)이 발생할 가능성이 높아지고, 장이 망가져서 장 누수가 발생하면 독소가 혈액으로 유입되기 때문에 간에서 해야 할 일이 늘어나면서 간은 점점 피로해지고 지쳐서 점차 기능을 상실하게 됩니다. 장과 간이 건강하려면 소화 기능부터 바로잡아야 합니다. 소화 기능은 매우 중요합니다. 소화 기능에 중요한 역할을 하는 것이 소금입니다.

소금은 위산을 만드는 데 반드시 필요합니다. 위산의 화학식은 HCL인데 염화나트륨 NaCL에 있는 염소이온이 위산의 재료가 됩니다. 소금 섭취가 부족하면 염소이온이 부족해서 위산이 잘 만들어지지 않아 소화불량에 빠지게 될 수 있습니다. 위 점막은 위산과의 상호작용으로부터 보호되기 위해 중탄산염 같은 알칼리성의 점막을 형성합니다. 위산은 위 내에서 소화를 돕는 중요한 역할을 하지만 지나치게 증가하거나 위 점막과의 균형이 깨지면 위염과 같은 상태가 발생할 수 있습니다.

소금은 탈수 예방에 중요한 역할을 합니다. 염화나트륨(NaCl)은 우리 몸에서 물을 보존하고 이용하는 데 도움이 되며, 탈수 방지에 중요한 요소입니다. 탈수 상태가 지속되면 체내 물 부족으로 인해 다양한 문제가 발생할 수 있으며 위 점막의 건강에도 영향을 미칠 수 있습니다. 이산화탄소가 뇌의 호흡중추를 자극해서 하품이 자주 나오고 가슴이 답답해집니다. 위염 환자들이 가슴이 꽉 막혀 답답함을 호소하는 이유가 바로 여기에 있습니다.

소금은 췌장액을 직접적으로 만드는 재료는 아니지만 음식물의 소화에는 중요한 역할을 합니다. 소화과정은 여러 가지 소화효소와 소화액, 위산의 도움으로 이루어지며 위 위쪽과 아래쪽의 괄약근 조절을 통해 효율적으로 이루어집니다.

십이지장은 위에서 소장으로 이어지는 소화과정에서 중요한 역할을 합니다. 소장으로 넘어간 음식물은 위산으로부터 중화되어서 알칼리성을 띠는 조건으로 소장으로 이동합니다. 이때 십이지장에서 알칼리 액이 충분히 제공되지 않거나 중화가 제대로 이루어지지 않으면 위산의 영향으로 소장 내부의 pH가 올라갑니다.

이러한 상황에서는 소장 내부의 적절한 pH 환경이 깨져 소장 균형이 올바르게 이루어지지 않을 수 있습니다. 그 결과 췌장액을 제때 공급하지 못하면 소화과정이 영향을 받아 소화 효율이 저하될 수 있습니다.

췌장액은 소화효소를 포함하고 있어 음식물을 분해하는 데 중요한 역할을 하므로 소화불량이나 위 내 음식물 정체 등을 유발할 수 있습니다. 이렇게 음식물이 정체되면 더부룩한 상태가 유지될 뿐만 아니라 위 점막도 음식물에 할퀴고 쓸려서 손상을 입게 됩니다.

췌장액은 소화효소와 탄산수소나트륨과 물로 구성되어 있으며 하루에 공급되어야 하는 췌장액은 1,500밀리리터인데, 췌장의 구성 성분의 대부분은 물이므로 위산을 중화하는 탄산수소나트륨($NaHCO_3$)은 물과 이산화탄소(CO_2), 소금에 의해 만들어집니다. 이러한 과정은 실제로 혈액 속에서 일어나며, 혈액에서 탄산수소나트륨은 매우 중요한 역할을 합니다.

췌장액이 충분히 공급되려면 물과 소금의 역할이 매우 중요합니다. 이게 부족하면 소화불량을 해결할 수 없기에 만성 소화불량 환자들은 처방받는 약이나 소화제에만 의존하지 말고 따뜻한 물과 소금부터 챙겨 드시기 바랍니다. 이때 미네랄이 풍부한 좋은 소금을 먹어야 합니다.

소금과 물의 균형이 깨지거나 물 섭취가 충분하지 않을 때 만성 탈수증상으로 이어지는데, 탈수가 발생하면 히스타민을 증가시켜 모세혈관을 확장하고 충분한 혈액이 잘 공급될 수 있도록 역할을 합니다. 탈수로 인해 히스타민이 많아지면 히스타민과 관련하여 가려움증이나 알레르기 반응 같은 증상을 악화시킬 수 있습니다.

알레르기가 심한 분들은 탄수화물을 줄이고 충분한 물 섭취와 미네랄이 풍부한 좋은 소금을 넉넉히 먹어야 합니다. 단순히 맹물만 많이 마시면 오히려 탈수를 더 조장할 수 있고 물 중독의 위험이 있다는 것을 잊지 말아야 합니다.

아이들의 성장과 건강에는 올바른 영양 섭취와 균형 잡힌 식습관이 매우 중요합니다. 소금 결핍은 아이들의 성장에 매우 중요한 문제를 일으킵니다. 아이들이 잘 성장하기 위해서는 뼈의 성장과 근육의 성장이 동시에 이루어져야 합니다. 그 이유는 우리 몸의 나트륨 45%가 뼛속에 들어 있기 때문입니다.

뼈는 칼슘과 나트륨, 마그네슘, 아연, 인 등의 미네랄과 20% 정도의 물과 콜라겐 등으로 구성되었습니다. 물과 점액다당류가 미네랄을 콜라겐 성분에 붙여주는 접착제 역할을 하기 때문에 미네랄이 풍부한 좋은 소금과 물은 뼈 건강에 반드시 필요한 구성 성분입니다.

성장기 아이들의 뼈가 단단하게 잘 자라게 하기 위해서는 탈수가 생기면 절대 안 됩니다. 근육의 75% 정도가 물로 이루어져 있기 때문에 물을 충분히 섭취하고 물을 보유해야만 근육 역시 탄력 있게 성장할 수 있습니다. 물을 근육으로 이동시키는 중요한 택배 역할 하는 것이 바로 소금입니다.

아이들에게 탈수가 발생하면 근육이 긴장하고 뼈에 압력이 가해지면서 뼈의 성장을 방해할 수 있습니다. 아이가 건강하게 성장하기를 원한다면 건강기능식품을 먹이기 전에 물과 미네랄이 풍부한 소금부터 먼저 챙겨 먹여야 합니다.

소금의 중요성을 이야기하자면 끝이 없습니다만, 한 가지 더 말씀드리겠습니다. 우리 몸의 생체전류와 전해질 균형을 조화롭게 유지함으로써 전기적 신호 전달 능력을 잘 갖추게 되면 맨발걷기의 효과를 크게 누릴 수 있습니다. 전해질 균형의 핵심 미네랄이 바로 소금입니다. 365일 어싱 효과와 맨발걷기 효과를 크게 누리기 위해서는 소금의 중요성을 올바르게 인식하고, 싱거운 식사를 하지 말아야 합니다!

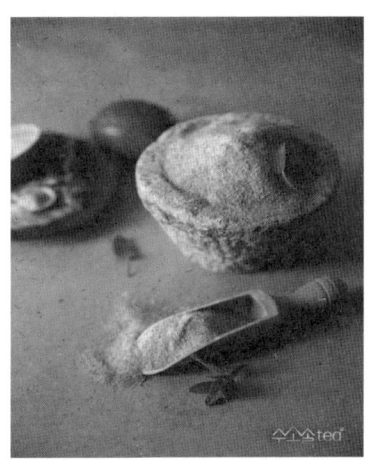

수소와 미네랄이 함께 있는 수소솔티

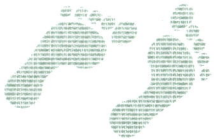

6장

맨발걷기의 효과
증상별 활용법

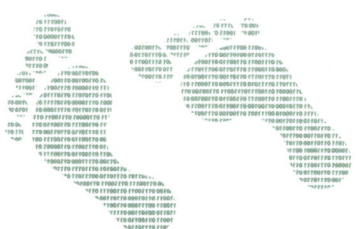

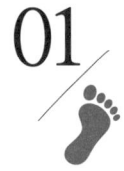

암,
두렵지 않다

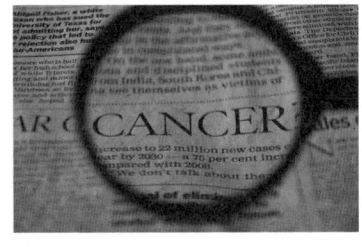
암

　암 진단을 받게 되면 머릿속이 하얘지고 눈앞이 캄캄해지면서 충격과 불안이 뒤섞여 오진이 아닐까 싶을 만큼 현실감이 떨어질 수 있습니다. 암 진단을 처음 받았을 때 부정적인 감정을 느낄 수 있습니다. 현실을 받아들이기 어렵고 자신의 병을 인정하고 싶지 않을 수 있습니다. 부정적인 감정이 진행되면 분노와 저항이 나타날 수 있습니다. 이는 상황에 대한 불만과 노여움, 왜 나에게 이런 일이 생겼는지에 대한 분노일 수 있습니다. 자신의 상황을 받아들이기 어려워서 발생하는 감정일 것입니다.

암 진단은 미래에 대한 불확실성과 두려움을 초래할 수 있습니다. 치료, 예후, 생존율 등의 불안감이 높아지고, 자신이 겪을 수 있는 신체적·정신적 고통에 대한 두려움도 커질 수 있으며, 슬픔과 우울감을 초래할 수 있습니다. 자신이 직면한 상황에 대한 슬픔과 미련, 무력감을 느끼게 할 수 있습니다.

감정적인 과정의 마지막 단계는 체념과 수용입니다. 암 진단을 받은 사람이 상황을 받아들이고 현재 상황에 대한 수용과 조정을 하기 시작하는 단계입니다. 이는 자신의 삶과 상황을 새롭게 정의하고, 치료와 관리에 집중할 수 있는 단계일 수 있습니다.

의학이 발전하고 있지만 암은 여전히 심각하고 생명을 위협하는 질병입니다. 의학의 발전으로 암 예방, 조기 진단, 치료와 관리 옵션은 향상되었지만 암은 여전히 큰 고통과 어려움을 안겨주는 심각한 질병입니다.

통계에 따르면 국민 3명 중 1명이 암에 걸릴 가능성이 있습니다. 암은 유병률이 높아지고 있으며 일부 암은 예방이 어렵고 조기 발견이 어려워 치료에 어려움을 겪는 경우도 있습니다. 세계보건기구(WHO)에 따르면 전 세계적으로 암은 주요 사망원인 중 하나입니다. 암은 종류와 규모에 따라 유병률이 다릅니다. 특히 폐암, 간암, 위암, 대장암, 유방암 등 일부 암 종류는 전 세계적으로 많이 발생하고 있습니다.

암과 관련하여 365일 어싱과 맨발걷기, 수소 효과는 염증을 억제하는 공통적인 효능이 있습니다. 이는 암의 예방과 치유에 도움을 줄 가능성을 시사합니다. 어싱 이론을 주창한 에너지 의학의 대가 제임스 오슈만(James L Oschman)과 인체 전기 배선을 연구하는 전기생리학자이자 생물학자 가에탕 쉬발리에(Gaétan Chevalier) 박사 등이 지난 2015년 8월 미국 〈염증연구지(Journal of Inflammation Research)〉에 발표한 논문 표제인 '어싱(grounding, earthing)이 염증, 면역반응, 상처치유, 만성염증 및 자가면역질환의 예방 및 치료에 미치는 영향'과 수소 효능에 관해 알아보겠습니다.

인체와 지구 표면의 어싱을 통한 전기 전도성 접촉은 인체의 생리학과 건강에 흥미로운 영향을 미친다는 사실이 밝혀졌습니다. 이러한 효과는 염증, 면역반응, 상처 치유, 만성염증 및 자가 면역질환의 예방과 치료에 관련되며, 생물 또는 유기체를 어싱하면 백혈구에 사이토카인과 염증반응에 관여하는 여러 다른 분자들의 집적도에서 측정 가능한 차이가 발생하므로 어싱은 암의 발생 원인 중의 하나인 염증반응 억제에 도움을 줄 수 있습니다.

수소는 항산화 작용과 환원 작용을 하므로 염증반응을 억제하고 면역시스템을 조절하는 역할을 할 수 있으며, 염증성 질환 관리에 도움이 될 수 있습니다. 수소는 자연살해세포, 즉 NK세포의 활성을 촉진하여 면역기능을 향상할 수 있으며, 조직손상을 예방하고 회복을 촉진할 수 있는 놀라운 효과가 있습니다.

어싱은 지구 표면에 존재하는 에너지에 우리 몸을 연결하는 메커니즘으로 땅에 접촉해 맨발걷기를 하면 대지의 자연치유적 에너지를 우리 몸으로 받아들인다는 것을 의미합니다. 몸에 쌓인 활성산소와 정전기를 제거하고 염증반응을 억제해서 전기적인 균형 회복에 도움을 줍니다.

수소 원자에서 전자 하나를 잃은 양이온 형태를 띠는 수소는 항산화 작용과 환원 작용을 하여 산화스트레스를 완화하여 세포손상을 예방할 수 있으며, 활성산소에 반응하여 안정시키고 염증반응 억제에 도움을 줄 수 있습니다. 이 두 개념이 결합하여 활성산소를 제거하는 효과를 발휘한다는 주장은 다음과 같이 설명될 수 있습니다.

어싱과 맨발걷기는 음전하를 띠고 있는 자유전자가 몸에 쌓인 활성산소와 정전기를 땅으로 흘려보내어 중화를 도와줍니다. 이를 통해 세포와 조직에서 발생하는 활성산소의 생성을 억제하고 제거할 수 있습니다. 수소는 항산화 작용과 환원 작용으로 활성산소 중에서도 흉포한 하이드록실 라디칼을 선택적으로 제거하여 맑은 물로 중화시켜 체외로 배출시키는 유니크한 역할을 합니다.

두 개념이 함께 결합되면 어싱과 맨발걷기를 통해서 몸의 전하가 중성화되고 수소의 항산화 작용과 환원 작용을 통해서 활성산소 제거에 효과적인 도움을 줄 수 있습니다. 이러한 시너지효과는 활성산소와 산화스트레스를 완화해서 세포손상을 예방할 수 있으며 암을 비롯한 다양한 질병의 예방과 치유에 많은 도움이 될 수 있다고 주장합니다.

02

불면증에서 탈출하라

불면의 시대라고 할 만큼 불면증으로 고생하는 사람이 많습니다. 스트레스, 불규칙한 생활 습관, 우울감, 불안, 신체적 불편 등 다양한 이유 때문에 많은 사람들이 잠을 제대로 잘 수 없거나 잠들기에 어려움을 겪습니다.

불면증 환자는 점점 늘어나고 있습니다. 불면증의 성별 분포는 여러 연구에서 조사되었는데, 여성이 남성보다 불면증에 더 취약한 경향이 있다는 결과가 나왔습니다. 이는 여성들의 호르몬 변화, 임신, 월경, 유방암 치료 등 여러 생리적인 요인에 의해 불면증에 영향을 많이 받을 수 있기 때문일 것입니다. 또한 여성들은 육아, 직장생활, 가정생활 병행으로 스트레스가 급격하게 늘어난 것이 원인이라고

하며, 최근에는 20~30대에서도 불면증 환자가 빠르게 늘어나는 추세라고 합니다.

불면증은 이런저런 이유로 잠을 한두 번 못 자면서 악순환 상태로 이어질 수 있습니다. 잠을 자려고 누워도 생각이 맴돌거나 머리가 맑아져서 잠들기 어려워지는 현상을 초래할 수 있으며, 잠을 못 자면서 시작된 불면증은 신체적·정신적인 피로와 스트레스를 야기할 수 있습니다. 이 때문에 집중력이 떨어지고 생활의 질이 저하될 수 있습니다.

이렇게 잠드는 게 쉽지 않은데도 자신이 불면증이라고 생각하는 사람은 그리 많지 않는 것이 문제이며, 불면증을 질환이나 장애로 인식하지 못하는 경우가 많습니다. 이는 불면증을 상대적으로 일시적인 문제로 여기거나 일상적인 스트레스의 일부로 간주하기 때문일 수 있습니다.

잠을 잘 자지 못하고 일상생활이 영향을 받는 상황이 계속되거나 심각해진다면 불면증을 신경 써야 할 문제로 인식하고 전문가의 도움을 받는 것이 중요합니다. 불면증은 신체적·정신적인 영향을 미칠 수 있으며, 생활의 질과 일상 기능에 부정적인 영향을 줄 수 있습니다.

충전기가 고장나면 전화기를 충전할 수 없으며 마찬가지로 잠을 충분히 자지 못하면 우리는 에너지와 기능을 충전할 수 없습니다. 잠을 통해 우리의 신체와 정신은 회복하고 복구되는데 충분히 휴식하지 못하면 지치고 에너지가 고갈될 수 있습니다.

불면증은 수면의 질과 양에 문제가 있는 상태를 가리키며 그로 인해 피로와 힘든 상태가 계속되고 일상 기능에도 영향을 줄 수 있습니다. 잠을 잘 자는 것은 큰 복이라는 말이 있습니다. 그만큼 숙면이 건강에 미치는 영향이 얼마나 중요한지를 시사합니다. 오랫동안 잠을 자지 못하고 고생하다가 결국 건강을 잃어가는 사람은 늘어만 가고 있습니다.

이런 증상이 있으면 불면증을 의심해야 합니다. 잠을 자려고 누워도 20분 내에 잠이 들지 못하는 경우, 잠들기 힘든 기간이 한 달 이상 된 경우, 잠들었다가도 자주 깨는 경우, 기상 시간보다 잠이 일찍 깨서 수면이 항상 부족한 경우, 낮 동안의 피로도가 심해 일상생활이 힘든 경우, 잠을 잘 시간이 다가올수록 불안감을 느낀다면 당신은 수면장애, 즉 불면증입니다.

불면증이 지속되면 낮 시간대에 피로감이 심하고, 졸림증이 있으며 작업이나 운전할 때 사고 등 안전사고의 위험이 높아집니다. 잠을 잘 이루지 못해 두통이 발생하고 의욕은 떨어지며 질병이 더 악화되기도 하며, 나아가서는 암을 비롯해 뇌졸중, 우울증으로 이어질 수 있기 때문에 불면증은 조기에 해결하는 것이 좋습니다.

약물이나 알코올 남용, 약물 중단 또는 금단 증상 때문에 잠을 제대로 자지 못할 수 있습니다. 다리에서 불편한 감각이 느껴지면서 움직임을 유발하는 쉬지 않는 다리증후군(Restless Legs Syndrome)으로 불면을 유발할 수 있습니다.

어린이나 청소년에서 발생하는 수면 문제는 수면 체계의 불균형, 스트레스, 불안 등이 원인이 될 수 있습니다. 갱년기 여성들은 호르몬 변화 때문에 수면 문제가 발생할 수 있습니다.

시험 부담, 공부 압박, 스트레스 등으로 인해 잠을 제대로 못 자는 수험생 불면증도 있습니다. 과도한 스트레스와 전자기기 사용으로 인한 전자파 노출은 수면에 영향을 줄 수 있습니다. 이런 다양한 원인으로 꿀잠을 자기 어려운 환경에서 우리는 살고 있습니다.

불면증을 오랫동안 방치하면 심혈관계 질환 발생률이 증가하고 뇌졸중 발생률도 두 배 이상 높아지며 우울증이나 불안장애를 동반할 가능성이 커지며, 기저질환이 있는 여성들은 고혈압과 임신중독증 발생률도 증가한다는 통계가 있습니다. 코골이와 수면무호흡증도 불면증의 원인이 됩니다. 잠을 자는 동안 호흡기가 건조해져 코골이와 수면무호흡증이 악화되면 숙면을 방해하는 요소가 될 수 있습니다.

멜라토닌 호르몬은 뇌의 송과선에서 분비되는데 멜라토닌은 생체리듬을 조절해서 밤에 잠을 잘 자게 해주는 호르몬입니다. 멜라토닌은 항산화 작용을 하여 활성산소와 반응하고 안정적인 물질로 변환하여 세포손상을 방지하고 산화스트레스를 줄여줍니다.

멜라토닌은 면역시스템 강화에 도움을 줍니다. 멜라토닌은 세포막의 안티옥시던트를 촉진하고, 면역세포의 기능을 개선하며, 에너지 소비와 식욕을 조절하는 데 영향을 미치며, 비만 예방에도 도움을 줄 수 있으며, 대사 과정에도 영향을 미쳐 인슐린 분비를 조절하여 혈당 수준을 유지하고 지방 대사에도 영향을 줍니다. 멜라토닌은 밤새 우리 몸을 재 부팅해주는 보물입니다. 미인은 잠꾸러기라는 말이 근거 없이 나온 말이 아님을 알 수 있습니다. 숙면은 정말 중요합니다.

불면증은 일시적으로 나타났다가 사라질 수 있습니다. 외국 여행으로 시차가 생길 경우, 새집으로 이사했을 경우, 질병 등으로 입원했을 경우, 직장을 옮기거나 중요한 행사를 앞둔 경우, 큰 시험을 앞둔 경우, 가까운 사람의 사망·사고 등으로 충격을 받았을 경우는 불면증이 일시적으로 나타났다 시간이 흐르면서 점차 좋아질 수 있습니다.

지구 표면에 존재하는 에너지에 우리 몸을 연결하는 것이 어싱 솔루션입니다. 365일 어싱 환경을 만들어 즐기고 땅과 접촉해 맨발걷기를 하면 대지의 자연치유적 에너지 자유전자가 우리 몸으로 들어오기 때문에 양전하를 띠는 몸의 전기에너지 혹은 인체 전위가 지구 전기 에너지 혹은 지구전위와 같아집니다. (동전위화, 인체전위=지구전위) 이때 자연치유 에너지인 자유전자가 우리 몸에서 확장되면서 혈액순환이 잘되고 스트레스 호르몬이 안정되어 숙면할 수 있습니다.

제임스 오슈만, 가에탕 쉬발리에, 클린터 오버가 지은 『바이오 전자기 및 정밀 에너지의학』 개정판의 427~450쪽에 실린 '어싱 수면 및 코르티솔 프로파일'을 살펴보면, 땅과 접촉한 어싱의 효과와 가치에 대한 현대적인 이해는 침대 패드 위에 놓인 간단한 어싱 시스템에서 사람이 더 잠을 잘 잘 수 있다는 발견으로 시작됩니다.

어싱된 수면 시스템은 전도성 탄소나 은사로 짠 직물로 만든 침대 패드로 구성되는데, 침실 창밖의 땅에 삽입된 금속접지봉에 전선을 연결하거나 접지공사가 되어 있는 벽면 전기 콘센트에 어싱 패드가 연결되면 인체는 지구의 전자와 전기장으로 연결되는데 이것이 어싱의 메커니즘입니다.

어싱의 효과와 가치에 대한 이해 두 번째는 맨발로 땅과 접촉해 지구의 에너지를 느끼면서 걷는 맨발걷기입니다. 맨발걷기는 자연에서 숲속과 공원의 초록을 느끼는 시각적인 효과, 새소리와 시냇물 소리를 듣는 청각적인 효과, 숲속의 꽃들과 물·흙냄새를 느끼는 후각적인 효과를 통해서 무뎌진 오감을 깨우고 따뜻한 햇볕 속에서 맨발로 걸으며 마음껏 음전하를 띠고있는 자유전자를 받고 발 지압 효과를 누릴 수 있는 것이 맨발걷기입니다.

지난 2004년 10월 미국 〈대체의학지〉에 발표된 모리스 갈리(Maurice Ghaly)와 데일 테플리츠(Dale Teplitz)의 〈코르티솔과 주관적 숙면, 통증, 스트레스 수준으로 측정한 수면시 어싱의 생물학적효과〉라는 논문을 보면 12명이

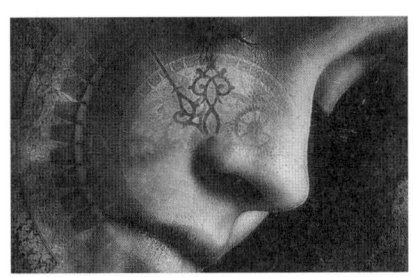

불면증으로 각성된 얼굴

8주 어싱(접지) 후 스트레스 호르몬 코르티솔 분비 일일 주기가 정상화되면서 숙면, 생리 전 통증 완화, 에너지 충만감 향상, 스트레스, 불안 초조, 우울감 과민성 등이 완화된 임상 사례도 확인할 수 있습니다.

숙면을 위한 효과적인 생리화학적인 방법이 있습니다. 일부 음식은 수면을 개선하고 불안을 진정시키는 데 도움이 될 수 있습니다. 숙면을 유도하는 데 도움이 되는 성분을 함유하고 있는 몇 가지 음식을 소개하겠습니다.

수소는 항산화 작용과 환원 작용으로 산화스트레스를 줄여주는 데 도움을 주기 때문에 수면의 질과 수면 패턴에 영향을 미칠 수 있다고 보입니다. 일부 연구들은 수소가 스트레스와 불안을 감소시키는 데 도움이 될 수 있다고 제안하고 있습니다. 스트레스와 불안이 수면에 부정적인 영향을 미칠 수 있으므로 수소는 이러한 면에서 간접적으로 수면과 연관이 되어 도움 줄 수가 있습니다.

멜라토닌이 풍부하게 함유된 상추, 바나나, 산조인, 아몬드 등은 수면에 도움이 될 수 있습니다. 트립토페닌이 풍부하게 함유된 카모마일차, 오미자차, 레몬밤차 등은 진정 효과를 줄 수 있습니다.

숙면을 유도하기 위해서는 탄수화물인 귀리, 감자, 쌀 등을 섭취하는 것이 도움이 될 수 있습니다. 이러한 음식은 혈당을 안정화하여 수면에 도움을 줄 수 있습니다. 마그네슘은 신경계를 안정시키고 긴장을 완화하는 데 도움이 됩니다. 호박씨, 아보카도, 아몬드, 시금치 등에 풍부하게 함유되어 있습니다.

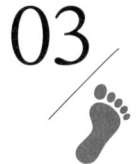

안 아프니
꿀잠 잔다

일과를 마치고 포근한 침대에 누우면 스멀스멀 몰려오는 통증 때문에 잠을 못 자는 고통을 겪는 사람이 많습니다. 그런데 밤에는 통증으로 못 자다가 낮에는 통증이 사라지다 보니 삶의 질이 떨어진 채 살아가는 분들이 많습니다.

여기서 중요한 포인트는 밤에만 나타나서 수면을 방해하는 통증은 내 몸에서 보내는 건강의 적신호라는 것입니다. 낮엔 괜찮던 통증이 밤만 되면 왜 심해지는지 그리고 그 통증과 관련하여 쓰나미처럼 닥쳐올 질환은 무엇인지 알아보겠습니다.

밤에 나타나는 통증은 대부분 오십견 때문일 수 있습니다. 오십견은 50대에 발생하는 어깨 통증이라고 해서 붙은 명칭으로 정확한 진단명은 동결견 혹은 유착성 견관절낭염입니다. 나이가 들어 노화가 진행되면서 어깨관절을 둘러싸고 있는 관절낭에 염증이 발생하여 붓고 아프다가 섬유화가 진행되면서 어깨가 서서히 굳는 질환입니다.

수면 중에 움직임이 많지 않은 자세가 장시간 유지될 경우에 염증이 발생해서 붓고 아프다가 근육이 굳어지면서 통증이 이어집니다. 잠을 자다가 통증을 완화하려고 어깨를 마사지하고 운동하는 것은 현실적으로 어려워서 그냥 끙끙 시달리면서 잠을 자게 됩니다.

염증을 낮추고 통증을 완화하고 코르티솔 분비를 정상화해서 숙면하게 해주는 탁월한 어싱 솔루션을 소개하겠습니다. 어싱 솔루션이란 지구 땅의 에너지와 접촉하는 맨발걷기를 하면서 집에서 365일 편리하게 지구 에너지와 연결되어 있는 어싱 패드에서 수면어싱으로 잠을 자게 된다면 통증이 완화되고, 부교감이 이완되면서 편안하게 숙면으로 이어져 꿀잠! 잘 수 있게 해주는 솔루션입니다.

염증이 발생하면 통증이 수반되는데 염증과 통증에 대한 어싱의 효과는 2004년과 2005년 적외선 체열 검사로 실시된 일련의 임상연구 사례에서 확연히 드러났습니다. 적외선 체열 검사는 피부 표면의 온도를 분석하여 인체생리의 정상 또는 비정상을 진단하는 비침습성 임상기기인데, 복잡한 컴퓨터 기술을 활용한 적외선 이미지 카메라로 온도데이터를 시각화해서 이미지를 만들어 냅니다.

이 검사는 30년 전에 등장하여 수천 건의 의학 연구에서도 활용되고 있으며 시각화한 이미지를 바탕으로 병의 징후를 평가합니다. 특히 유방암, 당뇨병, 신경계 및 대사성 질환과 두통을 수반한 통증, 척추질환, 혈관질환을 진단하는 데 널리 쓰이고 있습니다.

국제 적외선 체열 아카데미(International Academy of Clinical Themography)를 이끌고 있는 카이로프랙틱 의사 윌리엄 아말루(William Amalu)는 만성 근육동통 증후군, 근육긴장, 인대염좌, 말초신경질환, 손목터널증후군, 관절염, 라임병, 만성 축농증 등 다양한 증상을 겪는 환자 20명을 대상으로 어싱 임상 연구를 했습니다.

환자 20명을 전도성 전극 패치를 붙여서 어싱을 하거나, 집에서 접지된 어싱 침대 패드를 깔고 잠을 잤는데 염증과 통증 감소 효과가 극명하게 드러났습니다. 수천 마디 말보다 한 장의 사진이 훨씬 설

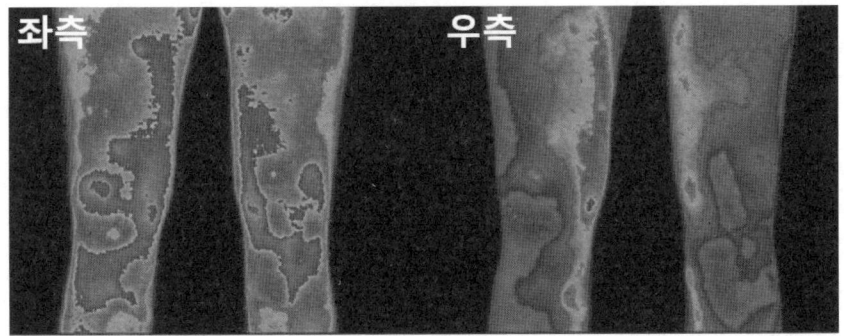

적외선 이미지로 살펴본 염증 상태. 적외선 이미지 카메라는 피부 상의 미세한 온도 차이를 색깔로 코드화하여 이미지로 나타내며, 손상된 조직에서는 열이 발생하기 때문에 비정상적으로 온도가 높은 부분은 염증이 있음을 가리킨다. 위 사진은 각각 어싱 전(좌측) 어싱 후(우측)에 촬영 한 적외선 사진을 통해 신속한 염증해소를 확인할 수 있으며 만성통증, 강직 등 다양한 증상에 대한 어싱의 효과를 쉽게 설명할 수 있다.

득력이 있으니 사진을 보고 차이를 확인해 보기를 바랍니다.

　단 1회 치료 만에 호전되는 사람도 있었고 지속적으로 추적 관찰한 케이스 중 80%가 2~4주 안에 효과를 보았고 몇 주~몇 달 어싱을 계속하면서 환자들의 몸 상태가 꾸준히 좋아졌고 더러는 증상이 완전히 사라지는 경우도 있었다고 합니다.

　지구 땅에 맨살을 맞대거나 어싱 장치를 이용해서 땅에 연결되는 순간 인체의 생리작용이 달라진다고 제임스 오슈만은 이야기하고 있으며, 땅에 연결되는 순간 "즉각 정상화가 시작되고 항염증 스위치가 켜진다"고 하였습니다.

　사람들이 계속 염증 상태에 있는 까닭은 땅과 접촉하지 않았기 때문이고, 지구 땅은 음전하를 띠고 있는 자유전자의 보고이며 자유전자는 세포 파괴와 질병을 유발하는 근본적인 원인인 활성산소를 중화한다고 『어싱』의 저자 스티븐 시나트라는 이야기합니다.

　마취과 의사인 모리스 갈리는 수면 어싱 전후로 일일 코르티솔 분비량을 측정했는데 스트레스호르몬인 코르티솔은 걱정하거나 불안 초조하면 수치가 올라가고 코르티솔 수치가 올라가면 자율신경계의 한 갈래인 교감신경이 자극을 받아 몸이 경계 상태로 돌입하여 소위 투쟁도주반응(Flight or Fight Response), 싸우거나 도망칠 준비를 하는 반응이 작동된다고 합니다.

반대로 경계와 긴장이 완화되면 코르티솔 수치는 내려가는데, 돈·일·대인관계 같은 일상에서 끊임없이 스트레스를 받아 코르티솔 수치가 올라간 상태가 지속되면 교감신경이 과도하게 긴장하여 수면장애, 고혈압, 순환계질환, 면역반응 감소, 자가면역질환, 정서불안, 혈당 불균형 등 건강 문제를 야기한다고 하며, 특히 스트레스는 체내 염증을 촉진한다고 합니다.

이번 연구에는 종전보다 더 전기전도가 잘되는 어싱 패드가 필요했고, 8주간에 걸쳐 침대 매트리스 전체를 덮을 만한 크기로 새로운 어싱 패드를 제작했습니다. 실험 참가자는 수면장애, 통증, 스트레스를 호소했으며 그들은 새로 제작한 어싱패드 위에서 잠을 자게 되었습니다.

실험 시작 전 타액 검사로 일일 코르티솔 수준을 측정하고 진행된 성공적인 연구논문은 2004년 〈대체 보완의학 저널〉에 '코르티솔과 주관적 숙면, 통증 스트레스 수준으로 측정한 어싱의 생물학적 효과'라는 임상 연구논문을 발표하게 되었습니다.

임상 연구 내용을 보면 12명이 8주간 어싱한 후 스트레스 호르몬 코르티솔 분비 일일주기가 정상화되면서 숙면하게 되고, 생리 전 통증을 완화하고, 에너지 충만감이 향상되었으며 스트레스와 불안 초조 그리고 우울감과 과민성 등이 매우 완화된 임상 사례를 볼 수 있습니다.

어싱의 다양한 효과를 뒷받침하는 꽤 흥미로운 결과가 있습니다.

참가자 중 8명에게서 멜라토닌 수치가 2~16%까지 증가했고, 3명은 멜라토닌 수치에 변화가 없었고 1명은 오히려 6% 감소했습니다. 멜라토닌은 수면과 기타 생체 리듬 조절에 기여하는 중요한 호르몬이며, 항암에도 효과가 있는 항산화물질이기도 합니다.

클린턴 오버는 혼자서 전압계를 들고 실험하곤 했는데 어싱이 수면에 미치는 효과는 매우 주목할 만했다고 했습니다. 누구든지 일과가 끝난 후 몸을 추스르고 재충전하려면 잘 쉬어야 하는데 활동과 휴식의 사이클은 대자연의 법칙이라고 하였습니다.

어싱이 수면에 도움이 되는 것을 보고 나서부터 클린턴 오버는 수면 문제를 조사했습니다. 2002년 〈뉴스위크〉의 '잃어버린 잠을 찾아(In Search of Sleep)'라는 기사에 따르면 미국에만 7,000만 명 이상이 수면 문제로 고통을 받고 있다고 했습니다.

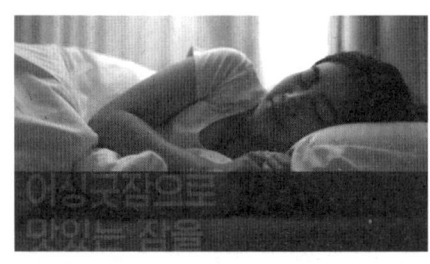

맛있게 꿀 잠 자는 모습

『어싱』에 있는 과학적이고 의학적인 임상 연구 결과를 보면 어싱이 인체에 미치는 영향이 매우 큰 것으로 보입니다. 잠을 푹 잔 아침에는 눈이 상쾌하게 떠지고 몸이 한결 가뿐합니다. 위의 임상 사례들처럼 염증 수치를 낮추어 통증을 완화하고, 스트레스 호르몬인 코르티솔 분비 일일주기를 정상화하면 부교감을 이완해서 꿀잠 잘 수 있습니다.

04

혈당,
뚝 떨어졌어요

당뇨병은 혈당 조절에 이상이 있는 대사성 질환으로 고혈당 상태가 지속되면 다양한 합병증을 초래할 수 있습니다. 주로 말초혈관, 신경, 심혈관 등에 영향을 미치며 심각한 합병증으로 발전할 수 있습니다.

당뇨병은 동맥경화증을 초래하여 혈관 벽이 두꺼워지고 좁아지는 현상을 일으킬 수 있습니다. 이 때문에 심장질환, 협심증, 심근경색, 심부전 등의 심뇌혈관합병증이 발생할 수 있으며 신경 손상이 발생할 수 있습니다. 신경 손상 현상은 주로 손과 발에 나타나는 다발성 신경병증으로 알려진 '당뇨병성 신경병증'입니다. 신경병증은 통증, 마비, 감각 이상, 근육약화 등을 초래할 수 있습니다.

당뇨병 때문에 혈액순환 약화와 신경 손상이 발생하면서 족부에 궤양(부종, 창상)이 생길 수 있습니다. 이를 치료하지 않으면 궤양의 심각한 합병증인 패혈증, 근육 및 뼈의 감염 등으로 이어질 수 있습니다. 당뇨병은 신장에 손상을 주어 당뇨병성 신장병이 발생할 수 있습니다. 이는 신장 기능 저하, 신부전 및 신장 투석 등으로 이어질 수 있습니다.

당뇨병은 망막에 손상을 줄 수 있습니다. 당뇨병성 망막병증은 심각한 시력 손실을 초래할 수 있으며, 실명으로 이어질 수도 있고, 고혈당으로 인해 심장 기능이 약화되면서 심장마비(심정지)의 위험이 증가할 수 있습니다. 그리고 혈관의 손상을 초래하고 혈액순환에 문제를 일으킬 수 있으므로 뇌졸중 및 혈액순환 불량의 위험이 증가할 수 있습니다.

인체를 땅에 어싱하면 지구전위와 인체전위가 동등해져 제로 볼트가 될 때 지구의 자연치유 에너지가 확장되어 인간의 신체에 중요한 역할을 할 수 있습니다. 현대인은 지구의 자연적인 음(-)의 전기적 표면전하로부터 분리되어 어싱이 연결되지 않은 채 지구와 절연되어 살아가고 있다는 점이 가장 큰 문제입니다.

지구의 표면전하는 실제로 존재하는 것으로 과학적으로 인정되고 있고, 지구의 표면은 전기적으로 중립적이지 않으며, 자연적인 전하는 무궁무진합니다. 이는 지구대기와 지표면 간에 전기적인 차이가 존재함을 의미합니다.

몸이 땅과의 접촉을 유지하면 신체가 자연적으로 이러한 전자들을 받아들이면서 충전됩니다. 어싱되면 음전하를 띠고 있는 자유전자를 자동적으로 받아들여 몸속의 전기적 불균형(electrical imbalances)을 해소할 뿐만 아니라 만성염증과 여러 질병의 원인인 활성산소 농도를 감소시킴으로써 산화스트레스를 완화할 수 있습니다.

옛날에는 맨발이나 반전도성 동물 가죽으로 만든 신발을 신고 자연의 표면과 직접적인 접촉을 유지하고 어싱을 경험하면서 살았습니다. 이러한 생활방식은 인간이 지구의 음전하를 띠고있는 자유전자와 연결되어 지구 전하를 흡수하는 것을 가능하게 했습니다.

오늘날은 땅과 떨어진 높은 건물 구조에서 살고 일하며, 플라스틱이나 고무 화합물로 만든 부도체인 신발을 착용하므로 맨발로 땅을 걷는 일이 거의 없습니다. 그렇다 보니 우리 몸은 땅과의 연결이 차단되어 살아가고 있습니다. 이런 환경에서 우리 몸은 땅의 자유전자가 부족한 전자결핍(Electron Deficiency) 상황이 되면서 염증과 염증성 질환, 당뇨병에 취약해집니다.

어싱이 당뇨병에 '게임 체인저' 같은 희망을 줄 수 있을까? 지구 땅에 당신의 몸을 연결하는 어싱(Earthing, Grounding)이 당뇨병에 도움이 될 수 있을까? 도움이 될 어싱 효과 몇 가지를 소개합니다.

첫째, 어싱의 전기적 영양 보충과 생체의 안정화 효과입니다. 여기서 전기적 영양 보충은 전기적 시스템을 지원하고 최적의 전기적 환경을 조성하여 건강과 웰빙을 촉진하는 방법을 의미합니다. 모든 전기적 시스템은 지구 표면과 그의 음전하에 연결되어 안정성과 안전성을 확보합니다. 이러한 시스템은 대형 송전망이나 발전소에서 가정과 건물, 공장 등 전기에 의해 운영되는 모든 기계와 기구는 모두 어스(접지)되어 있습니다.

어싱 연구와 주관적 체험에 따르면 지구 표면으로부터의 음전하를 띠고 있는 자유전자 충전(electronic charge)이 지구상 동물과 식물을 지배하고 육성하는 역할을 한다는 사실을 분명히 알 수 있습니다. 그것은 우리 몸속의 장기, 조직, 세포 및 생물학적 리듬의 기능을 통제하는 수많은 인체의 전기적 시스템의 내부 생체 전기환경을 정상화하고 안정화하는 '전기적 영양보충(electrical nutrition)'과 같다고 보면 됩니다.

둘째, 어싱을 통한 염증 감소 효과입니다. 당뇨는 췌장에서 생성되는 인슐린의 비효율적인 사용 또는 인슐린 분비의 부족 때문에 발생하는 대사성 질환인데, 1형 당뇨병과 2형 당뇨병이 있습니다. 1형 당뇨병은 췌장에서 인슐린을 생성하는 베타세포 파괴로 인해 인슐린 분비가 되지 않거나 부족한 경우입니다.

2형 당뇨병은 인슐린 분비의 부족 또는 인슐린의 비효율적인 사용으로 인해 혈당 조절이 이루어지지 않는 상태입니다. 복부에서 생성되는 과도한 지방조직은 염증 시나리오를 유발할 수 있습니다. 이 경우 인슐린에 더 저항하게 됩니다. 그 결과로 더 강한 염증성 화학물질과 간섭을 일으키므로 혈당이 증가합니다.

이런 상태에 스트레스와 비만을 더하면 염증성 화학물질의 수준을 더 증가시키게 되는데, 이때 어싱을 통해 땅에서 몸으로 전자가 유입되면 만성염증이 줄어들고 안정되면서 인슐린 활동이 활발해지고 혈당량도 잘 조절됩니다.

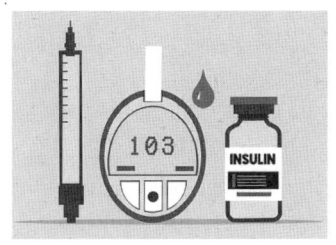

혈당이 뚝 떨어졌어요

셋째, 어싱은 혈당 수준을 조절하는 데 많은 도움이 됩니다. 폴란드의 심장전문의 카롤 소칼(Karol Sokal)과 그의 아들인 신경외과 전문의 파웰(Pawel)은 20년 넘게 생리학에 대한 어싱의 다양한 영향을 연구하고 기록했으며, 당뇨병을 포함한 다양한 병증을 지닌 수백 명을 대상으로 임상 관찰을 했습니다.

2011년 연구에서 당뇨병에 '좋은 것'과 그 발견을 기록하였는데, 소칼 부자는 "우리는 맨발로 땅에 접촉해 걷는 것만으로 혈당이 감소했기 때문에 일부 환자들로부터 인슐린 사용을 중단할 수 있었습니다"며 "어떤 경우에는 투약과 어싱을 병행했을 때 포도당 수치를 낮출 수도 있다는 사실도 발견했습니다."

경구용 약물 사용과 관련하여 일부 당뇨병 환자들이 맨발로 땅에 닿아 걸으면 메트포민(Metformin) 같은 항당뇨병 약을 쓰지 않아도 된다는 사실을 관찰했으며, 2박3일 간의 지속적인 365일 어싱과 맨발걷기를 통해서 당뇨병 환자의 포도당 수준을 낮추기에 충분하다는 사실을 보여주었습니다.

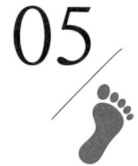

05

피부, 정말 예뻐졌어요

환절기에는 여러 가지 이유로 피부가 건조해지고 민감해질 수 있습니다. 특히 겨울과 여름에는 피부에 영향을 미치는 요인이 많기 때문에 피부 관리에 더욱 신경 써야 합니다. 이러한 계절적 변화에 따른 피부의 변화와 트러블 때문에 피부에 각종 문제가 발생합니다.

겨울과 여름에는 공기가 건조해지므로 피부는 수분을 잃기 쉽습니다. 피부가 건조해지고 각질이 쌓일 수 있으며, 피부 트러블이 발생할 수 있으므로 적절한 보습은 매우 중요합니다. 강한 세안제나 뜨거운 물로 세안하는 것은 피부를 더욱 건조하게 만들 수 있기 때문에 부드러운 세안제와 미지근한 물로 피부를 부드럽게 세척해야 합니다.

여름에는 강한 자외선에 노출될 가능성이 높으므로 자외선 차단제를 사용하여 피부를 보호해야 합니다. 자외선으로 인한 피부 손상은 피부 건조와 피부 트러블을 야기할 수 있으며, 겨울에는 바람이 매우 건조하여 피부가 손상될 수 있습니다. 외출 시 스카프나 모자를 착용하여 피부를 보호하고, 손과 발도 보습 크림을 사용하여 관리해야 합니다.

일상적인 스킨케어 루틴을 꾸준히 실시하여 피부를 깨끗하게 유지하는 것이 중요합니다. 부드러운 클렌저로 피부를 깨끗하게 하고, 토닉으로 피부를 진정시키고 보습한 후 적절한 스킨케어 제품을 사용하여 피부 상태를 관리하며, 건강한 피부를 유지하기 위해서는 적절한 영양 공급이 필요합니다. 비타민과 미네랄이 풍부한 식사를 통해서 피부의 저항력을 향상하는 것이 좋습니다.

실내 습도도 피부 건조에 영향을 미치므로 가습기를 사용하여 실내 습도를 유지하는 것이 도움이 됩니다. 스트레스는 피부 상태에도 영향을 미칠 수 있으므로 적절한 스트레스 관리는 매우 중요하며, 충분한 휴식과 피로 해소를 위해 적절한 수면은 매우 중요합니다.

환절기에는 피부가 예민해지고 트러블이 발생할 수 있으므로 피부 건강에 신경 써야 하는데, 특별히 활성산소 노출에 주의해야 합니다. 피부는 활성산소에 굉장히 민감합니다. 자외선에 의해 피부가 손상을 입는 것은 자외선에 산소가 반응하면서 일중항산소라는 활성산소가 대량으로 발생하므로 활성산소 때문에 피부가 손상되니 자외선 노출에 조심해야 합니다.

피부에 반응성이 높은 활성산소는 산소를 대사하는 과정에서 발생하는 화학물질로서 세포의 손상과 노화를 유발하면서 피부에 반응성이 높기 때문에 피부 건강에 상당한 영향을 미칩니다. 활성산소 때문에 피부가 손상된다면 다양한 피부질환과 피부암이 발생할 가능성이 매우 높아질 수 있습니다.

무게 기준으로 보면 피부는 몸에서 가장 큰 기관이며 각질화된 바깥쪽 표피와 혈관이 풍부하게 발단된 내부 결합 조직인 진피, 가장 안쪽의 피하조직이 3층으로 되어 있습니다. 피부와 연관된 여러 부속기구(털, 손발톱, 감각수용기, 분비샘)와 함께 피부계(integumentary system)를 이루고, 피부는 우리 몸의 여러 기관의 중요한 기능 수행을 위해 몸의 안과 밖의 경계를 이룬다고 동물학 백과는 이야기하고 있습니다.

정성을 다해 피부 관리를 한다고 해도 몸속의 문제를 방치하면 피부 트러블을 근본적으로 해소하기는 어렵습니다. 피부는 바깥쪽부터 표피, 진피, 피하조직, 이렇게 3개 층으로 이뤄져 있는데, 표피는 얇고 그 아래에 있는 진피 부분이 피부의 본체를 형성합니다.

진피는 콜라겐이라는 섬유상 단백질(fibrous protein)이 그물망처럼 짜인 구조이며, 그 그물망 사이에 물을 채워 피부의 탄력을 유지합니다. 하지만 스트레스나 활성산소의 영향으로 체내산화환원의 균형이 무너지면 진피세포의 신진대사가 나빠져서 노후한 콜라겐이 진피에 머물게 됩니다. 그러면 그물망 형태의 콜라겐이 딱딱해져서 물을 충분히 저장할 수 없게 되므로 촉촉한 보습이 어려워집니다.

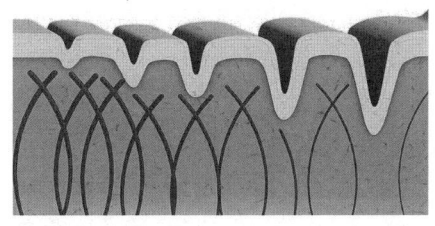
아름다운 피부 콜라겐

콜라겐을 만들 때는 비타민C가 반드시 필요합니다. 자외선이나 스트레스 등으로 말미암아 나쁜 활성산소가 대량으로 발생하면 우리 몸은 그것을 제거하기 위해 비타민C를 소진하게 되고, 이 때문에 새로운 콜라겐을 원활하게 생성하기가 어려워지면서 피부노화를 앞당깁니다.

진피의 상해는 그 위에 있는 표피에도 큰 영향을 줍니다. 표피는 4개의 층으로 이뤄져 있는데, 가장 아래의 기저막에서 만들어진 세포가 서서히 올라가 가장 위에 있는 각질층까지 올라가게 됩니다.

건강한 사람의 피부는 약 28일을 주기로 다시 태어납니다. 이와 같이 신진대사가 건강하게 정상적으로 이뤄지면 피부가 거칠어지거나 기미가 생기지 않지만, 표피를 지탱하는 진피가 활성산소의 공격을 받으면 노화가 빨리 일어나면서 피부 표피의 신진대사가 크게 떨어져 피부가 거칠어지고 기미가 생깁니다. 이렇게 되면 피부의 턴오버 사이클(turn over cycle)에 문제가 생겨 피부가 거칠어지거나 잔주름, 기미 등이 생기기 쉬워집니다. 오존층 파괴로 자외선에 의한 피부 피해가 매우 염려됩니다. 자외선이 활성산소를 대량으로 만들어 내는 것을 고려하면 활성산소에 의한 피부 손상 문제는 더욱더 심각해질 것입니다.

활성산소를 처리해서 건강하게 지켜주는 365일 어싱, 맨발걷기, 수소메커니즘에 대해 알아보겠습니다. 수소는 항산화 작용과 환원 작용을 통해서 전자를 공급하여 체내산화와 환원의 균형을 이루는 데 도움을 줍니다. 또한 단백질과 지방을 산화시키는 독성활성산소를 제거하여 세포의 손상을 막는데 탁월합니다.

전자가 풍부한 수소는 우리의 건강과 젊음을 유지하는 데 훌륭하고 탁월한 조력자라고 할 수 있습니다. 체내신진대사가 활발하고 세포 간의 물질교환이 원활해야 영양소의 흡수와 노폐물의 배출도 잘되는 것입니다. 세포의 환원력이 둔해지면 체내신진대사도 함께 나빠져 피하지방의 연소가 어려워지고 체형이나 자세도 나빠집니다.

건강한 세포 기능을 유지하는 것은 곧 피부, 머리카락, 체형의 균형이 젊음을 유지하는 비결이라 할 수가 있습니다, 여기서 체내전자 활성화는 빼놓을 수 없는 중요한 요소입니다. 수소는 체내의 전자를 활성화하고 활성산소를 선택적으로 제거하는 탁월한 물질입니다.

수소의 산화 작용과 환원 작용은 피부미용에도 좋은 영향을 미칩니다. 수소 물로 세안하면 표피에 있는 활성산소가 제거되고 피부의 산화작용을 막을 수 있습니다. 사과를 잘라서 두면 표면 색깔이 빠르게 변하는 것은 산화작용 때문입니다. 이때 사과를 수소 물에 담

갔다 꺼내어두면 산화가 천천히 진행되어 색깔의 변화가 그대로인 것처럼 보입니다.

이러한 현상을 볼 때 수소는 일시적인 환원 작용을 하는 것이 아니라 오랜 시간 동안 환원 작용의 힘인 환원력을 일으켜 피부의 산화와 노화를 지연하고 방어하는 것으로 보입니다. 오랜 시간 동안 환원 작용을 일으키는 힘을 환원력이라고 합니다.

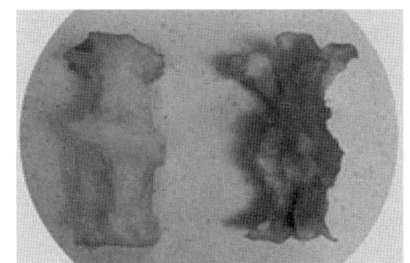

왼쪽 사과는 수소 물에 3분간 담가 놓았다가 꺼내어 1시간 지났을 때 산화된 상태
오른쪽 사과는 그냥 1시간 지났을 때 산화된 상태

환원력은 피부에도 적용되어 수소 물로 세안하면 피부가 촉촉해지고 감촉이 좋아지는 것을 느낄 수 있습니다. 피부가 약산성이기 때문에 약산성 물이 좋다고 주장하기도 하지만 산화적인 관점에서는 약알칼리로 환원해주는 것이 피부에 더 좋은 영향을 줄 수 있습니다.

수소는 성장호르몬을 자극해 항산화 효과를 만들어 냅니다. 이런 안티에이징(anti-aging) 효과는 피부를 젊어지게 합니다. 수소는 피부를 보호하고 노폐물을 배출하는 것으로도 알려져 있기 때문에 건강과 미용의 핵심은 수소 물을 충분히 섭취하는 것입니다.

환절기 건강한 피부 관리를 위한 솔루션 365일 어싱과 맨발걷기의 메커니즘을 알아보겠습니다. 땅과의 접촉이 치유한다! 산소는 몸에서 에너지 대사를 위해 필요한 필수원소이며, 산소를 호흡하는 과정을 통해 신진대사가 일어납니다.

그러나 호흡 과정에서 생기는 호흡의 찌꺼기라는 활성산소(Reactive Oxygen Species, ROS)는 자유라디칼로도 불리는 활성화된 형태의 산소 분자입니다. 활성산소는 불안정하고 반응성이 높아 세포 구성 요소들과 상호작용하며 세포손상을 일으킬 수 있습니다. 호흡의 찌꺼기인 활성산소는 양전하를 띠고 지구 땅은 음전하를 띠고 있습니다.

플러스와 마이너스는 서로 끌어당기는 작용을 하기 때문에 신발을 벗고 땅을 밟는 순간 건물꼭대기에 있는 피뢰침에 맞은 번개가 땅속으로 소멸되는 것처럼 우리 몸의 양전하를 띠는 활성산소와 정전기가 음전하를 띠는 땅으로 중화되고 소멸되면서 치유 효과가 발생합니다.

우리 몸에서 끊임없이 발생하는 활성산소를 땅속으로 소멸시키고 중화해주는 어싱과 맨발걷기를 꾸준히 하면 어싱의 천연항산화제 효과를 통해서 피부가 건강해져 젊어지고, 예뻐지는 경험을 하게 될 것입니다.

우리 몸은 70% 이상이 물로 구성되었으며, 물은 우리 몸의 건강과 아름다움을 유지하는 데 매우 중요한 역할을 합니다. 물은 대사활동, 영양소 운반, 세포 기능, 체온조절 등에 필수적이며, 특히 피부 건강에 큰 영향을 미칩니다.

물은 피부를 촉촉하게 유지하여 건강하고 탄력 있게 만들어 줍니다. 충분한 물 섭취는 피부의 수분 함유량을 유지하고 건조를 예방하는 데 도움이 됩니다. 피부가 충분한 수분을 유지하면 촉촉하고 화사한 느낌이 생기며 건조로 인한 피부 변화를 줄일 수 있습니다.

그러므로 항산화 효과와 환원 효과가 작용하는 수소 물을 매일 마시고 365일 어싱을 즐기고 맨발로 땅에 접촉해서 맨발걷기를 하면 결합 상승 작용의 시너지가 일어나면서 피부가 예뻐지고 피부가 건강하게 될 것이란 가설을 신뢰합니다.

피부가 건강하려면 장의 건강이 매우 중요합니다. 만성변비와 장내 이상발효로 장에 쌓인 노폐물이 부패하면서 각종 유해 물질이 발생합니다, 유해 물질이 혈액을 통해 전신으로 퍼져 여드름, 부스럼, 아토피 등 피부병의 원인이 됩니다.

노폐물, 부패물, 장내에 쌓인 대변(숙변)은 플러스 전하를 띠기 때문에 그 자력으로 인해서 장 내벽에서 잘 떨어지지 않습니다. 하지만 365일 어싱, 맨발걷기, 수소 물 섭취를 통해 마이너스 전자를 꾸준히 공급하면 전자력으로 인해 장내 벽면이 중화되면서 체외로 배출되기 쉬워집니다.

전자는 장내 운동을 활발하게 해주기 때문에 대변(숙변)의 배출을 도와주어 만성변비가 해소됩니다. 이온의 균형이 깨지면 물 대사가 원활하지 못하여 부종이 생기는데, 수소는 우리 몸의 수소와 전자

이온 균형을 맞추어서 부종도 깔끔하게 해결합니다.

부종은 세포 내외의 이온교환이 정체되면서 세포 내에 물이 많이 고이는 증상입니다. 따라서 365일 어싱과 맨발걷기를 하면서 수소, 전자, 미네랄을 충분히 공급하면 세포 내외의 이온교환이 활발하게 일어나 부종이 가라앉습니다.

저는 서울숲 맨발걷기학교에 참석한 여성회원들께 수소 물을 마시면서 365일 어싱 환경을 만들어 어싱을 즐기고 매일 1시간 30분 이상 6개월쯤 맨발걷기를 하면 부작용이 생긴다고 이야기합니다. 그 부작용은? 너무 예뻐져서 발생하는 부작용입니다. 예뻐지는 것은 어싱 효과이고, 부작용은 예뻐져서 누가 업어가는 것이라고 농담하면 하하호호 빵! 터지곤 합니다.

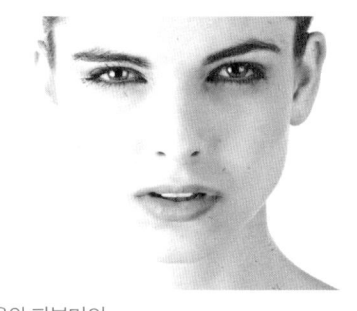

백옥의 피부미인

피부를 보호하고 예뻐지려면 끊임없이 발생되는 호흡의 찌꺼기 활성산소를 제거해야 합니다. 수소 물을 충분히 마시면서 365일 어싱을 즐기고 매일 맨발걷기를 하면 활성산소와 정전기를 빼주고, 피부의 산화작용을 방어하고, 항산화 효과인 안티에이징 효과가 발생해서 피부 건강에 도움을 주어 예뻐지고 젊어집니다.

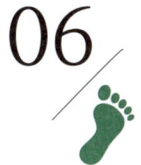

혈액순환 잘되면 희귀 질병에도 파란불

특별한 이유 없이 뇌 속 내경동맥의 끝부분이 막히면서 혈관이 사라지는 만성진행성 뇌혈관 질환이 모야모야병(moyamoya disease)입니다. 내경동맥의 전대뇌동맥과 중대뇌동맥 시작 부분에서 협착이나 폐색이 나타나며 그 주변에는 이상 혈관인 모야모야 혈관이 관찰됩니다.

일반적으로 정상적인 혈관은 뇌로 혈액을 공급하는 동맥이 분기되는 지점에서 미세한 혈관망을 형성하고 있습니다. 모야모야병에서는 이 미세한 혈관망이 협착되거나 폐색되어 혈액의 흐름이 제한되는 상황이 발생합니다. 이 때문에 뇌에 혈류가 충분히 공급되지 못하고 산소와 영양분이 부족해지는 문제가 발생합니다.

모야모야병은 일본어로 '담배 연기가 모락모락 올라가는 모양'이라는 의미를 지닌 말입니다. 이는 협착된 혈관의 모양이 담배 연기처럼 보인다는 특징을 나타냅니다. 정확한 원인은 아직 밝혀지지 않았지만 유전적인 요인과 환경적인 요인이 복합적으로 작용하는 것으로 알려져 있습니다. 모야모야병은 만성적인 질환으로 진행되며 증상으로는 두통, 반복적인 뇌졸중, 언어장애, 운동장애 등이 나타날 수 있습니다.

1957년에 다케우치와 시미즈가 양쪽 내경동맥의 형성 부전으로 모야모야병을 처음 기술했습니다. 그 후 1969년에 스즈키가 뇌혈관 동맥 조영상에서 관찰되는 모양을 '담배 연기가 모락모락 올라가는 모양'을 의미하는 모야모야병으로 명명하였습니다. 이 용어는 모야모야병의 특이한 혈관구조를 표현하기 위해 사용됩니다. 이후 모야모야병에 대한 연구와 이해가 발전하였으며 현재까지도 환자들을 돕기 위한 연구와 치료 방법 개발이 계속되고 있습니다.

일교차가 큰 날에 혈관이 급격히 수축하고 혈압이 상승하는 것은 뇌혈관 질환 위험을 높일 수 있습니다. 이러한 상황에서 발생하는 대표적인 위험 질환이 뇌졸중입니다. 젊은 나이에 뇌졸중과 유사한 증상이 나타날 수 있는데 이때는 희귀 난치성 질환인 모야모야병을 의심해야 합니다.

모야모야병은 동아시아, 특히 우리나라와 일본에서 많이 발생합니다. 발병률이 서양보다 약 10배 이상 높습니다. 또한 여성이 남성보다 2배 정도 더 많이 발병합니다. 국내의 모야모야 환자가 꾸준히 증가하는 것은 우려스러운 상황입니다. 보건복지부에 따르면 지난해 기준으로 국내 모야모야병 환자는 1만3,000명이었으며, 2015년 이후부터 매년 1,000여 명씩 증가한다고 합니다.

모야모야병의 발병 연령을 살펴보면 10세 이하와 30~40세 연령층이 가장 높습니다. 이는 젊은 연령층에서도 모야모야병이 발생하고 있음을 의미합니다. 이러한 통계는 모야모야병의 위험성과 심각성을 강조하며 예방과 조기 진단의 중요성을 알려줍니다.

모야모야병의 발생률이 증가하는 이유를 파악하고 예방을 위한 노력이 필요합니다. 이를 위해 국가와 지역 단위의 보건당국, 의료기관, 연구기관이 협력하여 조기 진단과 적절한 치료 방법을 개발하고 확대하는 것이 필요합니다. 또한 대중에게 모야모야병에 대한 인식과 예방수칙을 알리는 교육과 캠페인도 중요합니다.

현재까지 모야모야병에 대한 효과가 입증된 약물치료는 없으며, 직접적인 치료 방법도 없습니다. 이는 모야모야병의 정확한 원인이 밝혀지지 않았기 때문입니다. 일반적으로 모야모야병의 치료는 예방적 수술을 통해 이루어지는 경우가 많습니다. 주된 표적은 뇌경색과 뇌출혈의 발생 위험을 낮추는 것입니다. 대표적인 수술은 '조영혈관 확장술'입니다. 이 수술은 다른 부위의 혈관을 이용하여 협착된 동맥을 우회시키고 뇌로 혈액 공급을 개선하는 것입니다. 또한 모야모야병 환자의 경우 혈액 응고 방지를 위해 혈소판응집억제제를 사용하는 경우도 있습니다.

　수술은 증상의 경감과 합병증의 예방을 목적으로 하는 보조적인 치료 수단에 불과하며 질병의 원인을 치료하는 것은 아닙니다. 모야모야병의 치료에는 조기 진단과 예방이 매우 중요합니다. 예방적 수술인 모야모야간접문합수술(부분개두수술)은 모야모야병의 합병증을 예방하기 위한 치료 방법입니다. 이 수술은 혈류를 개선하기 위해 뇌의 혈관을 우회시키는 것이 목적입니다.

　예방적 수술은 10세 이하의 소아들에게는 수술 예후가 좋게 나타나는 경우가 많습니다. 성인의 경우에는 수술 후 일부 환자들이 수술후유증으로 인해 합병증이 발생할 수 있습니다. 합병증은 개개인에 따라 다를 수 있으며, 심각한 경우에는 사망이나 심한 신체적인 장애로 이어질 수 있습니다. 이러한 사례는 비극적인 결과를 초래할 수 있습니다.

　모야모야 환자들과 보호자가 모여 있는 단톡방에서 간접 문합 수술을 한 30대 남성 모야모야 환자가 컨디션이 좋을 때면 한강 둔치를 2시간 이상 걸으면서 건강관리를 한다는 문자를 보면서 저는 생각에 잠겼습니다.

　모야모야 환자들이 자연환경에서 햇볕을 받으며 땅과 접촉해서 맨발로 걸으며 산책하는 것은 모야모야 환자의 건강관리에 좋은 영향을 미칠 것이라는 생각이 들었습니다. 맑은 공기를 마시고 따뜻한 햇볕을 받으며 맨발로 걸으면 혈액을 묽게 하는 천연의 혈액 희석 효과를 통해서 혈액순환이 잘되면 분명 모야모야 환자들에게 도움이 될 것입니다. 또한 맨발걷기를 통해서 면역력 강화에 도움을 줄 수 있을 것이고 스트레스 감소와 신체기능 향상 등 다양한 효과를 가져올 것으로 생각합니다.

맨발로 땅에 접촉함으로써 발바닥과 지면 사이에 어싱 효과와 지압 효과가 강화되며, 이는 혈액을 묽게 만들고 동맥의 표면전하를 올려 혈액순환이 개선되는 효과를 가져올 수 있으므로 혈액순환과 신체 건강 측면에서 긍정적인 영향을 줄 수 있습니다.

수소는 항산화 작용과 환원 작용을 하므로 일부 연구에서는 뇌경색과 뇌출혈 등의 질환 예방과 치료에 도움을 줄 수 있다는 결과가 제시되었고, 산화스트레스를 줄이고 활성산소와 산화된 분자로부터 세포를 보호하는 데 도움이 될 수 있습니다. 수소는 작은 분자 크기로 세포와 조직에 빠르게 흡수되며, 항산화 작용을 수행하는 데에 기여할 수 있습니다.

이러한 연구는 아직 실험적이며, 모야모야병과 관련하여 수소와 직접적인 효과는 충분히 입증되지 않았습니다. 계속되는 연구를 통해 충분하게 입증될 것을 기대합니다. 그리고 수소 물을 섭취할 때에는 전문가와 상담하여 안전성과 효과를 고려할 수 있습니다. 365일 어싱과 맨발걷기와 수소 물 섭취는 건강을 증진할 수 있지만, 이들이 모야모야병에 직접적인 치료 효과를 줄지는 더 많은 연구와 임상시험이 필요합니다.

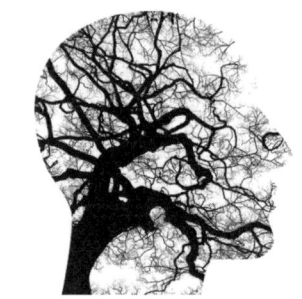
나뭇가지로 표현한 뇌혈관

2011년 〈메디컬 가스 리서치〉에서 발표한 논문에서 수소병용 치료가 급성 뇌경색 환자의 치료 효과를 향상한다는 결과가 제시되었습니다. 수소는 부작용이 없으므로 치료 과정에서의 안전성을 고려할 때 유리한 요소이며, 저는 365일 어싱과 맨발걷기와 수소물 섭취를 통해서 모야모야 질병의 예방과 치유에 많은 도움이 될 수 있을 것으로 확신합니다.

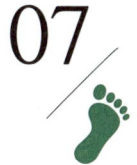

07

골다공증의
골든 타임

나이가 들면서 신체 노화가 진행되며 다양한 생리학적 변화가 발생합니다. 노화 과정은 뼈에도 영향을 미치며, 뼈 조직의 강도와 밀도가 감소하면서 골다공증 같은 문제가 발생할 수 있습니다.

나이가 들면서 골밀도는 점차 감소하는 경향이 있습니다. 이는 뼈 조직의 강도와 밀도가 감소하고 뼈가 취약해지는 결과를 가져옵니다. 골다공증은 뼈 조직의 손실로 인해 뼈의 강도와 밀도가 충분하지 않아서 골절이 발생할 가능성이 가장 높은 상태를 의미합니다. 특히 50세 이상의 여성은 에스트로겐 수준의 감소로 인해 뼈의 강도를 유지하는 데 어려움을 겪으며 골다공증에 노출되는 위험이 더 높아집니다.

골다공증은 골절의 위험이 정상인보다 3배 높고, 재골절 위험은 최대 10배나 증가하며 골절로 인한 사망률은 8배나 높아진다고 합니다. 앉거나 서기, 걷고 움직이는 일상생활이 어려워져서 삶의 질이 상당히 떨어지는 질병이기도 합니다. 뼈에 구멍이 생기는 이유는 고령, 운동 부족, 흡연, 음주, 특정 약물 복용, 성호르몬 감소, 비타민D 결핍, 칼슘 결핍, 미네랄 결핍, 소금 결핍, 물이 부족한 탈수 등이 있습니다.

최근에는 영양소 결핍과 운동 부족으로 인한 골다공증 환자가 증가하고 있습니다. 전통적으로는 노화로 인한 골다공증이 더 주요한 원인으로 생각되었지만 현대 사회에서는 젊은 층에서도 골다공증 위험이 증가하고 있습니다. 이는 다음과 같이 여러 가지 요인이 복합적으로 작용하기 때문입니다.

첫째, 현대 사회에서는 불규칙한 식생활, 적절하지 않은 식이 습관, 비타민D와 칼슘 등의 영양소 결핍이 늘어나고 있습니다. 이로 인해 뼈 건강에 필요한 영양소가 충분히 공급되지 않을 수 있으며, 골다공증의 위험이 증가합니다.

둘째, 운동 부족으로 인한 골다공증 환자가 늘어나고 있습니다. 엘리베이터 사용이 증가하고, 자동차나 대중교통을 이용하는 경우가 많아져서 걸음 수가 감소하는 추세입니다. 이러한 비활동적인 생활 방식은 뼈에 불리하게 작용할 수 있으며, 뼈 손실을 촉진할 수 있습니다.

골다공증과 관련된 문제에 대한 인식이 높아지고 있으며, 건강검진 시 골밀도검사를 하는 사람이 늘고 있습니다. 골다공증의 조기 발견과 예방이 중요하며, 젊은 층도 뼈 건강에 대한 관심과 예방을 적극적으로 실천하는 것이 중요합니다. 평소에 규칙적인 신체활동과 영양 섭취를 유지하는 것은 골다공증 예방에 도움이 될 수 있습니다.

우리 몸의 뼈는 10년 주기로 교체되면서 골밀도가 결정되는데 20대까지는 큰 문제 없이 최상의 컨디션을 유지하지만 30대 이후부터는 서서히 감소한다고 합니다. 성장기 아이들이 뼈가 단단하게 잘 자라게 하기 위해서는 탈수가 생기면 절대 안 됩니다. 근육의 75%가 물로 이루어졌기 때문에 물을 충분히 섭취해서 보유해야지만 뼈와 근육이 잘 성장할 수 있습니다.

물을 근육으로 이동시키는 택배 역할을 하는 것이 미네랄이 풍부한 소금의 역할입니다. 특히 성장기 아이들에게 탈수증상이 생기면 근육이 긴장되고, 뼈에 압력이 가해지면서 뼈 성장이 방해를 받습니다.

아이들의 뼈가 튼튼하게 성장하기를 바란다면 영양제만 먹이지 말고 물을 충분하게 마시게 하고 미네랄이 풍부한 소금부터 챙겨 먹여야 합니다. 성인들도 건강한 뼈를 유지하기 위해서는 물과 미네랄이 풍부한 소금을 반드시 챙겨 먹어야 합니다.

뼛속에서는 오래된 뼈를 파괴하고 새로운 뼈를 만드는 신진대사가 쉬지 않고 일어나는데 파괴되는 오래된 뼈의 양과 새롭게 생성되는 뼈의 양이 같으면 뼈의 강도는 유지됩니다. 그런데 오래된 뼈를 파괴하는 파골세포 작용이 새로 만드는 조골세포 작용보다 활발하기 때문에 관리하지 않고 방심하면 골밀도가 순식간에 줄어 골다공증이 되기 때문에 특히 운동 부족을 주의해야 합니다.

골다공증 예방과 개선에는 뼈에 무게나 자극을 가하는 운동이 적합합니다. 뼈에 적당한 무게나 자극을 가하면 뼈의 파괴 작용을 억제할 수 있습니다. 골다공증 환자는 걷는 것이 많은 도움이 됩니다. 걷기에 좋은 시간대는 저녁 시간입니다.

뼈의 생성은 잠자는 동안 이뤄지기 때문에 잠자리에 들기 전까지 뼈에 자극을 가하고, 낮에는 충분히 햇볕을 받으면 뼈의 생성 작용이 높아집니다. 골다공증 환자와 골다공증을 예방하려는 분들은 오후 1시~저녁 9시 사이에 걷는 것이 가장 좋은 골든 타임이라고 『내 몸에 맞는 치료걷기』의 저자 유아사 가게모토는 말합니다.

뼈는 칼슘, 나트륨, 마그네슘, 아연, 인 등의 미네랄과 20% 정도의 물과 콜라겐 등으로 구성되었습니다. 물과 점액다당류가 미네랄을 콜라겐 성분에 붙여주는 접착제 역할을 하므로 좋은 소금에 있는 미네랄은 우리 몸에 반드시 필요한 구성 성분입니다. 미네랄이 풍부한 소금은 전해질 균형을 유지하는 데도 큰 역할을 담당합니다.

전해질 균형이 유지되어야 땅속의 무궁무진한 음전하를 띠고 있는 자유전자가 우리 몸으로 들어올 때 잘 전달되어 어싱 효과가 크게 일어나므로 맨발로 땅에 닿아 걷는 맨발걷기와 365일 어싱을 즐기는 분들은 물 균형과 전해질 균형을 잘 맞추는 것이 중요합니다.

미국국제학술지인 〈식품생화학저널〉에서는 미네랄이 풍부한 소금은 혈관질환에도 좋다고 보고되었습니다. 미네랄이 풍부한 소금은 우리 몸을 공격하는 활성산소를 막아주고, 산성화된 혈액을 알칼리로 환원해 준다고 합니다.

우리 몸의 혈액은 pH7.4 정도의 약알칼리성입니다. 미네랄이 풍부한 소금이 부족하여 약알칼리성의 균형이 깨지면 우리 몸은 스스로 생명유지, 즉 항상성(homeostasis)에 문제가 생기는 것을 막기 위해 뼛속에 있는 칼슘을 가져와 약알칼리성의 균형을 억지로 맞춘다고 합니다.

우리 몸에 미네랄이 풍부한 소금이 충분하면 혈액도 충분해지고, 혈액이 충분해지면서 혈액이 맑아지면 혈액순환이 잘됩니다. 이와 반대로 미네랄이 풍부한 소금이 부족하면 혈액이 토마토케첩처럼 끈적끈적해져서 말초혈까지 혈액이 도달하지 못하는 혈액순환 장애를 겪으면서 백혈구에 있는 면역세포들까지 탐식 기능이 약해져 세균을 잡아먹을 수 없게 되고 면역력이 떨어지면서 우리 몸은 무방비 상태가 됩니다.

사람의 몸은 생체전류가 흐르는 발전소 같습니다. 음식을 싱겁게 먹다 보니 미네랄이 부족해서 전해질 균형이 무너지면 생체전류가 최적화에 못 미쳐 전기적 신호가 잘 통할 수 없게 되므로 맨발걷기 효과가 떨어지고, 교감·부교감신경을 제대로 수행할 수 없게 되어 신진대사 균형이 무너지고, 오장육부 기능이 떨어지면서 36.5도의 건강한 체온을 유지할 수 없게 되면서 몸이 냉해지고, 몸이 냉해지면 면역력이 떨어져 각종 염증 질환이 발생하게 됩니다.

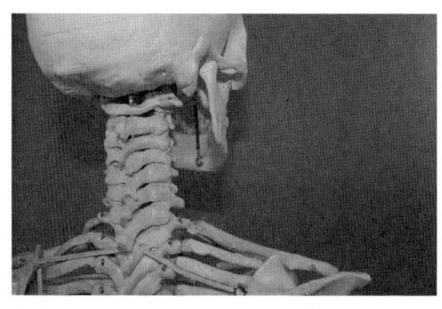

두개골, 목뼈, 척추뼈

염증 질환이 발생하면 부작용 걱정 없이 바로 시작할 수 있는 천연의 항염증 치유요법 있습니다. 활성산소 제거에 탁월한 수소 물 섭취와 미네랄 섭취로 물 균형과 전해질 균형을 맞추고 0.9%의 건강한 염도를 유지하고, 맨발로 땅에 접촉해 맨발걷기를 하고 365일 어싱을 즐기는 것이 부작용 걱정 없는 염증 치료의 핵심 솔루션입니다. 특히 활성산소를 탁월하게 제거하는 항산화 작용과 환원 작용을 하는 수소와 미네랄이 풍부한 소금은 염증에 대응해서 시너지를 일으키는 결합 상승 작용의 효과가 있음을 알게 되면서 수소, 미네랄, 소금의 가치는 더욱더 크게 다가옵니다.

아무리 좋은 영양소나 약을 먹어도 나의 잘못된 생활 습관을 먼저 바꾸지 않는다면 절대 도움이 되지 않습니다. 나의 질병은 의사가 치료해주는 것도 아니고 약사가 치료해줄 수도 없습니다. 내 스스로 잘못된 습관을 바꾸지 않으면 만성질환은 계속 진행될 것입니다. 나의 건강은 내가 스스로 챙기는 지혜를 발휘할 때입니다.

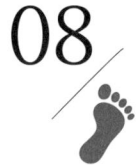

08

방전되었으면 충전하세요

스트레스(stress)는 현대 사회에서 많이 사용되는 단어입니다. 스트레스는 일상생활에서 경험할 수 있는 정상적인 반응으로서, 어떤 상황에 대한 대응으로 발생하는 신체적·정서적·인지적인 변화입니다.

스트레스는 외부적인 요인이나 내부적인 생각, 감정에 대한 대처 과정에서 발생할 수 있습니다. 자신의 능력과 요구사항 간의 불일치 때문에 발생할 수 있습니다. 긴장, 도전, 압박, 불안 초초 환경의 변화 등 예기치 않은 상황에서 스트레스는 유발될 수 있습니다.

스트레스 자극에 대한 주요 신경 반응은 교감신경계 흥분입니다. 스트레스 자극을 받으면 우리 몸은 신경전달물질인 에피네프린(아드레날린)과 노르에피네프린(노르어드레날린)을 분비하여 교감신경계를 통해 반응합니다.

교감신경계는 '전투 또는 도망' 반응을 유발하는 신경계로 알려져 있습니다. 교감신경계는 스트레스 상황에서 활성화되어 심장박동수를 증가시키고 혈압을 올립니다. 이는 혈액순환을 강화해 산소와 영양분을 신체 전체로 효율적으로 공급하고, 스트레스에 대응하기 위해 필요한 신체 자원을 집중적으로 사용할 수 있도록 도와줍니다.

교감신경계의 활성화로 혈관은 수축하고 피부는 창백해지는 등의 현상도 나타날 수 있습니다. 또한 교감신경계의 활성화는 호흡을 증가시켜 산소 공급량을 늘리고 혈당 농도를 상승시켜 추가적인 에너지 공급을 지원합니다.

스트레스 상황에서 교감신경계의 흥분은 생존에 필요한 대응 메커니즘으로 작용할 수 있습니다. 그러나 스트레스 반응이 지속되거나 과도하게 발생하는 경우 신체에 부정적인 영향을 줄 수 있습니다. 지속적인 스트레스 반응은 심혈관계, 면역체계, 소화계 등에 부담을 줄 수 있으며 신체와 정신건강에 심각한 문제를 일으킬 수도 있습니다.

스트레스 상황에서 코르티솔 호르몬이 분비됩니다. 코르티솔은 부갑상선에서 분비되는 스트레스 호르몬인데, 스트레스 상황에서는 뇌에서 시각화된 스트레스 신호를 받은 후 부갑상선에서 코르티솔의 분비를 촉진하는 아드레노코티코트로핀 호르몬(ACTH)이 분비됩니다.

코르티솔은 주로 신체의 대응 메커니즘을 조절하고 균형을 유지하기 위한 여러 가지 기능을 수행합니다. 코르티솔은 스트레스 상황에서 추가적인 에너지를 공급하기 위해 혈당을 상승시키고 글루코네오겐 제조를 촉진하며, 면역시스템의 반응을 억제하여 염증반응을 억제하고 면역세포의 활동을 조절합니다.

스트레스가 지속되거나 과도한 경우 코르티솔 과다 분비는 부정적인 영향을 미칠 수 있습니다. 지속적인 고 코르티솔 상태는 면역 기능 저하, 대사이상, 심뇌혈관질환 등의 문제를 초래할 수 있습니다. 그러므로 스트레스를 관리하고 적절한 대처 방법을 통해 코르티솔을 안정화해 수준을 조절하는 것은 중요합니다.

어싱과 맨발걷기의 효과는 스트레스 호르몬인 코르티솔 호르몬 분비를 안정화하는 효과가 탁월한 천연의 신경안정제입니다. 수면장애, 통증, 스트레스를 호소하는 실험 참가자 12명을 대상으로 8주에 걸쳐 맨발걷기를 한 뒤 주관적으로 수면의 질이 향상되고 통증과 스트레스 호르몬 코르티솔 분비가 줄었다고 보고하였습니다.

그리고 12명 중 11명이 전보다 빨리 잠든다고 했고, 참가자 12명 전원이 밤중에 자다가 깨는 일이 줄었다고 했으며, 12명 중 9명이 정서적 스트레스가 줄고 불안, 우울, 짜증 등이 완화되었다고 했습니다. 이 연구는 2004년 〈대체보완의학저널(Journal of Alternative and

Complen Entary Medicine)>에 발표되었습니다.

예를 들어 깊은 산속을 가거나 산사에 갔을 때 마음이 편해지고 기분이 좋아지는 것을 경험하신 분이 많을 겁니다. 그 원인은 땅속에 있는 무한한 음전하를 띠고있는 자유전자가 우리의 피부를 타고 들어와 스트레스 호르몬인 코르티솔 분비를 자연스럽게 낮춰주었기 때문입니다.

스트레스는 체내의 물 균형에 영향을 줄 수 있습니다. 스트레스 상태에서 호르몬 수준이 변화하고 신경 체계가 반응하는데 이로 인해 체내의 물 소비가 증가할 수 있습니다. 특히 스트레스가 지속되거나 만성적인 경우 신체의 스트레스 대응 기작으로 인해 체내의 물 소비가 더욱 늘어날 수 있습니다. 이로 인해 탈수 위험이 높아져 스트레스를 가중할 수 있습니다.

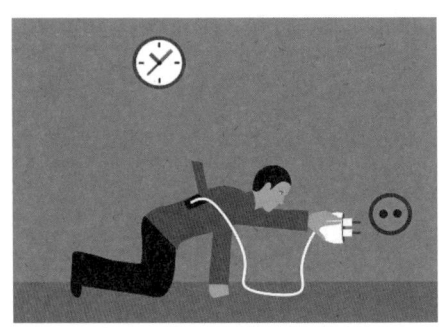

전기 콘센트에 플러그 꽂아 충전

우리 몸의 소금과 미네랄은 신체기능에 매우 중요한 역할을 합니다. 특히 소금은 신체의 물 균형 조절에 필수적이며, 미네랄은 생리적 기능에 참여합니다. 싱겁게 먹으라고 세뇌받은 현대인들은 전해질인 미네랄과 소금 섭취를 제한하면서부터 스트레스를 더 많이 받는다는 가설이 있습니다. 그러므로 스트레스 완화를 위해 미네랄과 적당한 소금 섭취는 중요합니다.

스트레스가 지속되면 부정적인 감정이 누적되어 화가 솟구치거나 짜증을 내는 등의 반응이 나타나는 전자결핍증후군에 의해 방전되었다고 보면 이해될 것입니다. 핸드폰을 충전하지 않고 계속 사용하면 배터리가 바닥나서 기능이 점차 약해지듯이, 우리 몸도 스트레스에 대처하지 않고 스트레스에 계속 노출되면 피로해지면서 에너지가 고갈되어 스트레스 늪에 빠져 허우적거리게 됩니다.

나의 몸이 스트레스로 방전되었다고 느껴지면 수소 물과 미네랄을 충분히 섭취하고 신발을 벗고 땅에 접촉해서 지구에너지 음전하를 띠고 있는 자유전자를 가득 충전하면서 맨발로 걸으면 마음이 편안해지고 근심 걱정이 없어지며 마음이 관대해지는 것을 경험할 수 있습니다.

09

자연스럽고
안전한 습관

　어싱과 맨발걷기는 건강관리에 매우 중요합니다. 심장의학 전문의 스티븐 시나트라와 전기공학자 클린턴 오버가 함께 연구한 어싱 이론을 보면 "인간의 몸은 땅에 접촉해 있어야 건강이 유지되고 땅과 접촉해 있지 않으면 피곤해지고 병이 생기게 된다."라고 했습니다. 땅과 접촉해서 연결되어 있는 것을 어싱이라고 합니다.

　어싱은 지구 표면에 존재하는 에너지에 우리 몸을 직접 접촉해서 연결하는 것입니다. 야외에서 맨발로 걷거나 피부가 땅에 접촉되도록 앉아 있거나 어싱 제품을 사용하면서 세계의 많은 사람들이 어싱을 생활화하고 있습니다. 어싱은 감전되는 일이 없을 뿐만 아니라 아주 자연스럽고 안전합니다.

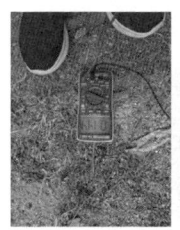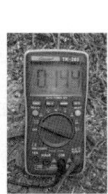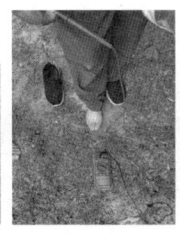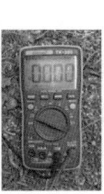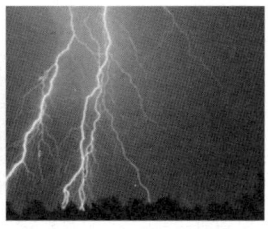

직류(DC)로 된 전압계를 교류(AC)로 바꾸고 활성산소와 정전기가 땅으로 빠져 나가는 것을 확인하는 제로 볼테이지 측정(마치 번개가 땅으로 빠져나가 듯)

오염된 환경에 노출되어 살아가는 우리는 어싱과 맨발걷기로 건강관리를 할 수 있습니다. 지표면, 즉 땅에는 음전하를 띠는 자유전자가 매우 풍부한데, 어싱할 때 자연 치유적 에너지 자유전자가 우리 몸으로 들어오기 때문에 양전하를 띠는 몸의 전기에너지 인체 전위가 지구전기 에너지 지구전위와 같아집니다. (동전위화, 인체전위=지구전위) 몸을 땅에 연결하면 전위차가 없어지므로 땅에 몸을 닿은 상태에서 전압계로 측정하면 번개가 피뢰침을 타고 땅속으로 소멸되는 것처럼 활성산소와 정전기가 다 빠져나가 제로볼트가 되는 것입니다.

어싱의 효과를 극대화하려면 오랜 시간 동안 꾸준히 지속하는 것이 중요합니다. 어싱의 효과를 누리기 위해 가장 쉽고 효과적인 방법은 365일 어싱의 환경을 만들어 사용하거나 맨발로 땅에 접촉해서 맨발걷기를 하는 것입니다.

"땅과의 접촉이 치유한다"는 『어싱』 저자 스티븐 시나트라와 클린턴 오버 그리고 가에탕 쉬발리에, 『에너지의학』의 저자 제임스 오슈만, 『모든 병은 몸속 정전기가 원인이다』의 저자 호리 야스노리의 어싱 이론에 관련한 임상 학술논문에서 사례를 확인할 수 있었습니다.

미국국립보건원 국립의학도서관 생명공학정보센터(NCBI)에서는 모든 어싱 연구자료가 공개되어 자유롭게 확인 가능합니다. 2020년 12월 이라크의 바스라 의과대학 하이더 압둘-라디프무사 교수 팀은 코로나19 확진자를 대상으로 한 어싱을 통한 치유 임상 논문 '어싱 COVID-19의 예방과 치료' 등 여러 편의 논문에서 어싱과 맨발걷기의 기대효과를 정리했습니다.

지구에는 자연적인 에너지가 가득합니다. 지구 표면은 미세한 진동 주파수가 가득하지만 대부분의 사람들은 이를 모르고 있습니다. 지구는 태양방사선, 번개, 지구 핵에서 끊임없이 충전되는 어마어마한 크기의 배터리와 같습니다.

예부터 인간은 지구의 피부인 땅에 맨살을 맞대고 살았습니다. 맨발로 걷고, 땅바닥에 앉고, 서고, 잠자며 살아온 인류의 삶의 본질은 바로 어싱입니다. 맨발걷기는 부도체인 신발 때문에 유발된 질병의 근본적인 원인을 제거하여 줍니다. 신발을 신고 하루 만 보를 걷고 달리는 것은 좋은 운동입니다. 그런데 신발을 신고 걷고 달리고 운동하고 등산하다가 심근경색, 뇌졸중 등으로 쓰러져 119구급 헬리콥터가 산 중턱에 출현하는 경우가 종종 일어나는데 그 이유는 무엇일까요?

땅과 접촉해 있어야 할 우리 몸을 땅과 단절시키는 부도체인 신발과 땅에서 떨어져 있는 높은 건축 구조물 때문에 땅속의 음전하를 띠고 있는 자유전자가 우리 몸으로 들어오는 메커니즘이 원천적으로 차단된 것이 가장 큰 이유입니다.

이런 환경에서 산소를 많이 소모하는 과격한 운동을 하면 호흡의 찌꺼기인 활성산소가 대량으로 발생하면서 혈액을 오염시키고, 혈액이 끈적끈적해지면서 혈액의 흐름이 느려지고 혈압이 올라 혈전이 동맥을 막게 되면서 운동하는 도중에 쓰러지고 사망하는 것입니다.

어싱은 부작용 없이 자연치유력을 최적화해주는 가성비 높은 최고의 솔루션입니다. 땅은 치유 인자가 무궁무진한 생명의 원천입니다. 생명의 원천인 자연을 단순히 보호하는 것을 넘어서서 자연에 감사하고 존중하는 마음으로 어싱을 즐기면 오감이 되살아납니다.

녹색의 숲과 맑은 시냇물을 눈으로 보며 걷는 시각적인 효과뿐 아니라, 새소리와 물소리가 만들어 내는 공명을 듣는 청각적인 효과, 나무와 꽃, 물, 흙냄새를 맡는 후각적인 효과, 시원한 약수 한 사발을 마시는 청량감, 풀과 나무, 시냇물과 흙에 닿고 느끼는 촉각 등 자연에서 오감을 느끼고 누리며 숨 쉬면 땅은 어머니 품처럼 편안합니다.

어싱을 즐기면 모든 괴로움과 욕심과 삶의 고통에서 해방되고 무념무상의 순수한 마음 상태로 돌아가 일체를 초월하는 선(禪)의 경지를 경험하게 됩니다. 그리고 정신적·육체적으로 안정감과 안도감이 찾아오면서 맨발걷기의 어싱 효과와 지압 효과의 기적을 경험할 수 있습니다.

지구의 만물은 태양으로부터 에너지를 얻고 살아갑니다. 태양에너지는 수소의 핵융합반응으로 발생합니다. 식물은 물과 이산화탄소를 이용해 탄수화물을 만들어 내는데 물에서 수소와 산소를 분리하기 위해 태양에너지를 이용합니다.

이렇게 만들어진 탄수화물은 동물이나 사람을 통해 산화작용을 거쳐 에너지원으로 사용됩니다. 이때 탄수화물에서 분리된 수소는 세포에너지 ATP가 생성될 때 전자를 주면서 에너지가 만들어지는 결정적인 역할을 합니다.

물을 분해하려면 태양에너지를 반드시 사용해야 합니다. 태양에너지는 137억 년 전 빅뱅 우주에서 만들어진 수소와 헬륨이 융합되면서 나오는 에너지입니다. 수소는 태양에너지를 일으키는 데 사용되고, 그 에너지를 사용해 물이 수소와 산소로 분해됩니다.

수소를 사용해 이산화탄소가 탄수화물로 바뀌어 인간을 포함한 모든 동물은 탄수화물로부터 에너지를 얻으면서 살아갑니다. 이처럼 수소를 통해 동물과 식물이 에너지 순환을 이루는 것은 자연의 위대한 섭리라고 서울대학교 자연과학대 김희준 교수는 말합니다.

수소에 대한 전문의의 견해는?
① 수소는 세포나 유전자를 공격하는 산화력이 강한 독성활성산소 하이드록실라디칼을 선택적 으로 환원시킨다. [오타 시게오, 의학박사]
② 대사 개선 물질로 수소는 가장 이상적이며 강력한 활성산소 제거 기능을 하지만 면역기능 을 약화하지는 않는다. [나이토 오마래오, 의학박사]
③ 내방환자 중 활성산소 검사에서 수소를 섭취한 환자의 경우 독성활성산소인 하이

드록실라 디칼이 거의 검출되지 않았다. [정윤성, 의학박사]
④ 수소는 독성활성산소를 선택적으로 환원(제거)하므로 항산화 치료법으로 널리 적용된다. [네이처 메디슨]

어싱과 수소 결합상승작용의 기대효과는 맨발로 땅에 접촉해 걸으면서 얻는 어싱과 수소의 결합 상승작용의 효과입니다. 맨발걷기와 수소의 작용기전은 다르지만 서로 겹치는 효과가 많아 서로 결합하면 시너지가 일어나면서 활성산소 제거를 비롯한 여러 효과가 극대화되므로 어싱과 수소의 결합 상승작용 효과를 기대해봅니다.

$$수소(H_2) + 활성산소(2·OH) = 물(2H_2O)$$

수소 물 마시면 몇 분 이내에 체내로 퍼지면서 수소가 세포에 도달한다. 그리고 독성 활성산소인 하이드록실라디칼(2·OH)과 결합·환원되어 물로 변해 체외로 빠져나간다.

어싱과 수소의 결합 상승작용으로 발생하는 효과는 우리의 건강을 지켜주는 최적의 솔루션이 될 것이라고 강력하게 제시하며, 많은 학자들이 국민건강에 이바지할 수 있도록 더 큰 관심과 심도 있는 연구가 진행되길 희망합니다.

365일 어싱 환경을 만들고, 즐기면서, 땅에 접촉해서 맨발걷기를 하고, 수소 물을 섭취하면 결합 상승 작용을 통해서 발생하는 놀라운 효과를 소개합니다.

① 염증 수치를 낮추는 '천연의 항생제 효과'
② 혈액순환을 잘되게 해주는 '천연의 아스피린 효과'
③ 딱딱한 혈관을 부드럽게 해주는 '천연의 항산화 효과'
④ 통증을 완화하는 '천연의 진통제 효과'
⑤ 혈압을 낮추는 '천연의 혈압약 효과'
⑥ 코르티솔 분비를 안정화하는 '천연의 신경안정제 효과'
⑦ 에너지 대사 ATP를 활성화하는 '천연의 에너지 드링크 효과'
⑧ 더 젊어지고 더 아름답게 해주는 '천연의 항산화 효과'
⑨ 숙취 제거에 탁월한 '천연의 숙취 제거 효과'

저는 맨발걷기 하면서 수소 물과 미네랄을 충분히 섭취하고, 맨발걷기를 마치고 수소 물과 미네랄을 섭취하면 청량감을 느끼고 몸이 가뿐해지고 세포가 단단해지는 것을 느끼고 2시간 이상 맨발로 걸어도 입안이 개운하고, 갈증이 안 생기며 몸이 날아갈 듯 가벼워지면서 입에서는 노래가 절로 나오고, 기분이 상쾌해지면서 살아있음에 크게 감사합니다. 이는 어싱과 수소와 미네랄의 결합 상승 작용의 시너지 효과 덕분이라 생각합니다.

제가 경험한 것을 전해 들은 지인 가운데 직접 실천하고 어싱과 수소와 미네랄의 결합 상승효과에 만족감을 느끼면서 맨발걷기를 하는 분들이 점점 늘어나고 있습니다. 365일 어싱을 즐기는 이들도 어싱 효과를 높이기 위해 수소와 미네랄 섭취에 도움을 받는 분들이 늘어나는 것은 매우 바람직한 일입니다.

부록1
맨발걷기학교 실제 후기

박OO 님(74세, 남)

2022년 9월 4일 〈동아일보〉에도 보도된 사례. 말기전립선암(PSA935, 흉추 9.10번) 뼈 전이로 치료 불가 판정을 받고 지푸라기라도 잡는 심정으로 신발을 벗고 기다시피 산길을 걸은 지 2개월 만에 PSA0.058로 수치가 정상이 되었고, MRI에서 까맣던 흉추 9,10번도 하얗게 되살아나 암세포가 모두 없어졌습니다.

서OO 님(65세, 여)

청천벽력 같은 난소암 진단을 받았습니다. 맨발걷기를 시작한 지 한 달이 지나니 발바닥만 아프고 효과는 별로 없는 듯하여 포기하려고 했는데, 포기하지 않고 하루도 빠짐없이 악착같이 걸었는데, 맨발걷기 1년 만에 암세포가 사라졌습니다.

백OO 님(60세, 여)

혈액암 진단 받고 항암 치료로 완치되었다가 다시 암이 재발해 항암치료와 병행하면서 맨발걷기를 시작한 지 3개월 만에 암세포가 사라졌다는 말을 들었고, 항암치료를 중단했습니다.

이OO 님(55세, 여)

당뇨 쇼크로 쓰러진 후 당뇨 수치가 600이 넘어서 입원해서 치료 받아야 하는 중증 당뇨 판정을 받았다. 당뇨 약을 처방 받았지만 약의 부작용으로 고생하다 약을 중단하고 지푸라기라도 잡는 심정으로 하루 만 보 이상 5개월 정도 맨발걷기를 했는데 당뇨 수치가 70~100 정상으로 돌아왔습니다.

장OO 님(59세, 남)

당뇨, 수면제 장기 복용, 고지혈증, 높은 콜레스테롤, 관절염 등을 앓으며 하루도 빠짐없이 맨발로 걷고 또 걸었습니다. 맨발걷기를 한지 1년 6개월이 지난 지금은 우선 체력이 많이 좋아졌고 당화혈색소도 정상 수치가 되었고 수면제를 안 먹고도 잘 자고 건강검진 결과 혈압 정상, 고지혈증 정상, 콜레스테롤 수치 등이 정상 수치가 되었습니다.

박OO 님(57세, 여)

고혈압과 안구건조증, 역류성 식도염이 있어 맨발걷기를 3개월 정도 꾸준히 했는데 170까지나 올랐던 혈압은 110/70으로 정상이 되고 안구건조증도 많이 좋아졌고 역류성 식도염도 많이 좋아졌습니다.

정OO 님(69세, 여)

뇌졸중으로 쓰러져 석 달 동안 입원 치료를 받던 중 왼쪽 팔과 다리에 마비가 와서 8개월 정도 입원하여 물리치료를 받았으나, 왼쪽 팔다리의 마비가 풀리지 않아 고생하던 중 맨발걷기를 하루 1~3시간씩 했습니다. 24주쯤 걷고 나니 목, 팔, 다리까지 순차적으로 마비가 풀리더니 지금은 거의 정상으로 돌아왔습니다.

손OO 님(55세, 여)

약간이라도 스트레스를 받게 되면 숨쉬기가 답답하고 가슴에 통증이 오고 맥박수가 급속히 올라가는 증세로 병원에서 검사한 결과 심혈관질환 진단받고 맨발로 6개월 정도 꾸준히 걷고 난 이후 답답했던 심장과 가슴 통증이 완화되어 현재는 증상을 거의 느끼지 않고 건강하게 살고 있습니다.

이외에도 맨발걷기를 통해 건강 증진 효과를 보았다는 분들의 이야기를 들어보면, 갑상선암이 완치되었다. 유방암이 완치되었다. 맨발걷기하고 난 후 기절하듯 꿀잠을 자다가 소변보는 횟수가 확 줄었다. 몸이 가벼워져 컨디션이 좋아졌다. 만성두통이 없어졌다. 스트레스가 풀리고 몸에 힘이 생겨 의욕이 생기고 콧노래가 나온다. 이석증이 좋아졌다. 고관절이 좋아졌다. 척추관협착증이 좋아졌다. 무좀이 없어졌다. 피부가 좋아져서 예뻐졌다, 젊어졌다는 이야기를 듣는다. 안구건조증이 많이 좋아져 인공눈물 중단했다. 족저근막염이 나았다. 비염이 좋아졌다. 소화가 잘되어 맨발걷기하고나면 배가 고프다. 이명이 좋아졌다. 전자파에 예민했는데 전자파 저항력이 좋아졌다. 발기가 잘된다. 시력이 좋아졌다. 어깨 통증이 없어졌다. 무릎연골 통증이 없어졌다. 아토피 피부염의 가려움증이 좋아졌다. 걸음걸이가 바르게 좋아졌다. 허리가 약했는데 튼튼해졌다. 술을 많이 마셔도 숙취가 없다. 코골이와 무호흡증이 좋아졌다. 잘 때 다리에

쥐가 자주 내렸는데 없어졌다. 수족냉증이 있었는데 손발이 따뜻해졌다. 아이들이 차분해 졌다. 아이들이 집중력이 좋아져 성적이 올랐다. 맨발로 골프를 하는데 비거리가 늘고 어프로치와 퍼팅이 좋아졌다. 등 다양한 후기를 듣습니다.

부록2
맨발걷기 Q&A

> 스티븐 시나트라 박사는 미국심장학회 이사회가 인증한 심장전문의이자 인증된 생체에너지 분석가로서 환자들의 심장질환을 예방하고 치료한 35년 이상의 경험이 있습니다. 그의 전문 분야는 기존의 심장치료와 보완, 영양 및 심리 치료를 결합한 통합 심장의학입니다. 그는 뛰어난 의사이자 뛰어난 연구자로 새로운 분야를 개척하고 삶을 변화시키는 방식으로 전통의학과 대체의학의 정수를 결합시킨 진정한 심장의학의 선구자입니다.
>
> 다음은 〈The Dr. Meade Show - Dr. Steve Sinatra on "Earthing"〉에서 이야기한 스티븐 시나트라 박사의 어싱과 맨발걷기 관련 대담을 요약 정리한 것입니다.

질문1: 어싱이 그렇게 중요하다고 생각하는 이유는 무엇입니까?

답변1: 어싱의 발견은 절대적으로 획기적인 사건입니다. 최신 기술 시대에 살고 있는 우리가 발견한 것은 우리가 걸어가는 발아래에 있는 땅이 우리가 활용할 수 있는 가장 포괄적이고 강력하며 자연적인 치유 도구일 수 있다는 사실입니다. 지구 자체가 말입니다.

나는 현미경을 통해서, 어싱한 지 40분 만에 피실험자의 두껍고 토마토케첩처럼 진득진득하던 피가 옅고 묽게 바뀌어 투명한 와인처럼 변하는 것을 보았습니다. 이러한 변화 현상은 내가 속한 심장의학 분야에서 엄청난 치유의 가능성을 제시하는 대사건입니다. 두껍고 진득진득한 혈액은 심뇌혈관질환과 당뇨합병증 등으로 고통받는 사람들에게서 놀라운 개선 현상을 목격하였습니다.

우리가 밖에서 맨발로 땅을 밟거나 실내에서 365일 어싱 환경인 어싱 침대 패드나 매트 등을 사용하여 잠을 자거나 일함으로써 지구의 표면과 우리의 몸을 직접 연결하면 어싱을 통해 가장 강력한 항염증제를 사용할 수 있을 뿐만 아니라, 항산화제·진통제·스트레스 해소제·비행시차 방지제를 사용할 수 있습니다.

실제 인간은 땅과 접촉하면서 진화해 왔습니다. 어싱에 대한 우리의 지난 12년 동안의 연구는 우리가 지구와 다시 연결될 때, 즉 땅과 접촉할 때 기분이 한결 더 나아진다는 사실을 강력하게 확인하였습니다. 아직 입증되지는 않았지만 만성염증과 만성질환의 중요한 원인은 어싱의 부족, 즉 땅과의 연결 부족에 따른 자유전자의 편재와 무한한 공급의 차단이라고 믿습니다. 다시 말해서 현재 주요 질병의 원인은 우리가 땅과 차단되어 살기 때문에 초래된 자유전자의 결핍일 수 있습니다. 주요 질병의 핵심 원인인 만성염증 과정을 유발하는 양전하를 띠는 활성산소와 조기 노화 현상은 개인이 스스로 어싱할 때 중화되거나 억제되는 것으로 보입니다.

어싱은 음전하를 띤 자유전자의 대량 몸속 유입을 촉진합니다. 통증이 있는 사람은 어싱한 지 몇 분 이내에 통증이 완화됨을 경험하기도 하는바, 이는 광범위한 활성산소의 중화에서 기인하는 현상이라고 생각됩니다. 또한 어싱으로 사람들은 활력이 더 넘치게 됩니다. 잠도 더 잘 자게 됩니다. 마음이 더 평온해짐을 느끼게 됩니다. 이러한 주요 현상 때문에 어싱은 내가 수십 년간 의사 생활을 하면서 확인하게 된 가장 중요한 발견이라고 말하는 이유입니다. 우리는 정말 진정으로 전 지구적 치료 테이블인 땅(the Earth) 위에서 살고 있습니다.

질문2: 구석기시대의 식단(원시적 또는 원시 동굴인 식단이라고도 함)은 현대 농업과 가공식품이 아닌 인간이 유전적으로 200만 년 이상 적응해온 식품을 섭취하는 것을 기반으로 합니다. 어싱이란 우리 조상이 수만 세대에 걸쳐 맨발로 적응했던 방식이 오늘날 우리에게도 도움이 될 수 있다는 생각에 기초한 원칙입니까?

답변2: 맞습니다. 인간은 땅 위에서 걷고 자면서 진화했습니다. 과학은 이제 우리의 몸이 지구 표면의 부드럽고 자연적인 전기적 에너지를 흡수한다는 사실을 밝혀냈습니다. 신체 내부로 들어온 이 전기적 에너지는 생체전기 회로를 안정시키고, 염증을 줄이며, 더 나은 건강과 신체기능을 제공하는 등 여러 방식으로 생리적 작용에 도움을 줍니다.

질문3: 수만 년 전 인간이 걷거나 서 있는 동안 어싱하였다면, 이는 인간의 발바닥이 신체의 나머지 부분보다 어싱 효과에 더 민감하기 때문이었습니까?

답변3: 확실히 그렇습니다. 발바닥은 신체의 다른 어떤 부분에서 발견되는 것보다 더 많은 1제곱인치당 1,300개의 말초신경으로 덮여 있습니다. 왜 그렇게 많은 말초신경이 집중되어 있는지 궁금하십니까? 신발이 나오기 훨씬 이전에 자연은 우리가 땅과 직접 '접촉'할 수 있도록 우리의 몸을 설계했음이 분명해 보입니다.

모든 동물의 발에도 말초신경이 똑같이 풍부하게 분포되어 있습니다. 더욱이 발바닥의 윗부분, 사람의 발바닥의 둥근 볼(the ball) 바로 아래에는 가장 중요한 경혈인 신장1(K1) 지점이 있습니다. 이 에너지 포인트는 전신의 다른 주요 침술 경락과 이어지고 자오선처럼 교차합니다. 따라서 K1은 땅의 에너지가 몸 안으로 들어가는 주요 관문인 것으로 보입니다.

질문4: 당신의 저서 『어싱-인류사에서 가장 중요한 건강 증진 방법의 발견입니까?』에서 환자(동료 의사 포함)의 혈액을 채취한 다음 40분간 어싱한 후에 다시 채혈하는 과정을 수행한 실험을 통해 어싱 전후의 두 가지 혈액 샘플의 점도(viscosity)를 비교했습니다. 책의 이미지 사진에서 어싱 40분 후에 혈액의 점성이 극적으로 묽어지는 것을 보여줍니다. 그렇다면 혈액 희석 효과는 얼마나 오랫동안 지속될 것으로 예상됩니까?

답변4: 일반적으로 어싱되지 않은 (지난 며칠 동안 어싱되지 않은) 사람의 경우 그 어싱 효과는 오래 지속되지 않습니다. 우리의 연구에 따르면 다른 생리학적 매개 변수의 변화는 어싱 40분 후 최소 20분 동안 지속된 다음 천천히 사라집니다.

다음날에는 눈에 띄는 효과가 전혀 남아 있지 않습니다. 우리는 혈액 희석과 비슷한 상황을 기대합니다. 그러한 실험은 어싱 중의 변화만을 측정하도록 설계된 연구 설정입니다. 우리의 경험에 의하면 건강에 대한 어싱의 효과는 정기적이고 지속적으로 어싱된 상태에서 수면할 때 발생합니다.

질문5: 어싱으로 혈액이 더 묽어진다면 정기적으로 어싱했다가 갑자기 중단하면 어떤 위험이 있습니까? 일부 약물을 갑자기 중단할 때 발생할 수 있는 역반응 효과 같은 현상이 올까요?

답변5: 하루 24시간, 일주일 내내 어싱하는 것은 아니므로 신체는 자연스럽게 어싱에 관한 한 껐다 켰다 하는 on-off 모드에 있습니다. 누군가가 정기적으로 어싱했다가 멈춘다면 인체의 혈액은 나머지 생리적 작용과 함께 조만간 어싱 전 상태로 되돌아갑니다. 따라서 어싱의 이점을 누리려면 어싱을 계속 유지하는 것이 매우 중요합니다.

질문6: 어싱이 된 전체 신체의 면적이 중요합니까? 아니면 해변 모래에 1시간 동안 서 있는 것이 모래에 1시간 동안 누워있는 것과 동일합니까?

답변6: 어싱의 표면적이 지구 에너지에 더 많이 노출될수록 신체가 더 빨리 자유전자로 완전히 가득 차게 됩니다. 하지만 나는 초 단위 또는 그 이하의 어싱에 대해서 이야기하고 있습니다. 서핑을 따라 젖은 모래를 맨발로 걷는 것은 건조하고 뜨거운 모래에 직접 몸을 누이는 것보다 어싱에 관한 한 더 전도성 있는 경험이 될 것입니다. 촉촉한 것이 건조한 것보다 어싱이 잘 되기 때문입니다.

수건을 깔고 누워도 되지만 어싱은 발처럼 모래에 닿는 신체 일부에만 어싱이 됩니다. 더 중요한 점은 모래 위에서 선탠을 하거나 잔디밭에서 맨발로 걷는 것보다는 정기적으로 어싱하는 것이 중요합니다. 그 짧은 시간의 어싱으로도 효험을 볼 수 있지만, 어싱 상태에서 수면하거나 규칙적으로 일하는 것은 더 실질적이고 지속적인 어싱 혜택을 누리는 방법이 될 것입니다.

질문7: 일주일에 한 번 이하로도 어싱의 혜택을 누릴 수 있습니까? 아니면 매일 해야 합니까?

답변7: 가능한 한 많이 규칙적으로 어싱하는 게 좋습니다. 일주일에 한 번만 한다면 어싱을 한 후 잠시는 기분이 나아질 것입니다. 하지만 수면하는 동안이나 일하는 동안 정기적으로 또 지속적으로 어싱을 하는 경우, 우리의 연구에 따르면, 다양한 어싱의 이점을 누릴 수 있습니다.

질문8: 한 번에 얼마나 오랫동안 어싱해야 합니까? 맨발로 해안을 따라 걷거나 잔디밭을 30분 동안 걷게 되면 정말 유익한 점이 있습니까?

답변8: 물론입니다. 에너지가 넘침을 느끼고 통증 완화도 느낄 것입니다. 나는 어싱에 대해 잘 믿지 않는 사람에게 잔디나 흙에 발을 대고 맨발로 서 있거나 앉아 있으라고 말합니다. 30~40분 정도 말이지요. 두통이나 약간의 통증이 있는 경우 그 불편함이나 통증 정도가 몇 단계 아래로 내려가고 때에 따라서는 바로 사라질 수도 있습니다. 그리고 더 편안하게 느끼게 될 것입니다.

질문9: 쿠오마딘(Coumadin)이나 아스피린 또는 생선유 같은 혈액 희석제를 복용하는 경우 어싱이 문제될 수 있습니까?

답변9: 쿠오마딘이나 와파린은 처방된 혈액응고 방지제입니다. 어싱은 자연적인 혈액 희석제입니다. 혈액 점성에 대한 어싱의 긍정적인 영향을 감안할 때 약물을 복용하는 경우, 특히 심혈관질환자들을 위해 의사가 널리 사용하는 강력한 혈액 희석제인 쿠오마딘은 주의해서 복용하는 것이 좋습니다.

와파린을 복용하는 환자는 정기적인 혈액점성검사가 필요하며 의사는 결과에 따라 약물의 처방 용량을 조절해야 합니다. 따라서 약물, 특히 와파린을 복용하는 경우 먼저 의사에게 어싱에 대해 알려야 합니다. 그런 다음 복용량이 너무 많음에 따른 부작용이 있는지 주의 깊게 모니터링하고 그에 따라 의사에게 복용량을 조정하도록 요청하십시오.

출혈 위험을 높이지 않기 위해 혈액 희석을 많이 하지 않는 것이 좋습니다. 의사는 어싱을 잘 모를 수도 있을 것이며, 따라서 쿠오마딘을 먹는 동안 환자가 어싱하지 말 것을 제안할 수도 있습니다. 그러나 환자가 여전히 어싱을 하기를 원한다면 혈액점성검사(INR)를 더 자주 모니터링하여 INR이 너무 높으면 의사가 약물 처방량을 조절할 수 있도록 하는 것이 좋습니다. 이 상황에서는 처음에 몇 시간 정도 천천히 어싱을 시작한 다음 어싱하는 시간을 점차 늘려가는 것이 좋습니다.

질문10: 심장 박동기를 장착한 경우 어싱이 위험합니까?

답변10: 땅에서 맨발로 서거나 걷는 것 이상의 나쁠 것은 없다 할 것입니다.

질문11: 어싱 전후에 가정에서 어싱의 효과 여부를 확인할 수 있는 측정 가능한 테스트가 있습니까?

답변11: (테스트 생각하지 마시고) 그냥 기분 좋게 맨발로 걸으십시오, 대부분의 사람은 어싱한 후에는 기분이 더 좋아지고 통증이 줄어들거나 스트레스가 줄어든다고 합니다.

에필로그

맨발
덕분입니다

　맨발로 땅을 밟으며 느꼈던 감촉은 마치 내 삶의 솔직한 감정을 표현하는 것과 같았다. 땅 위에서 느낀 희열과 평화 그리고 땅 아래에서 숨 쉬는 생명의 흐름과 내 마음의 흐름이 어우러져 마치 퍼즐 조각들이 제자리를 찾아가듯 정리되었다. 이 모든 경험은 새로운 시각을 내게 선물했고, 어깨에 지닌 짐은 가벼워지며 고요한 자연은 나의 내면을 정화해주었다.

　프롤로그에서 언급한 것처럼 나에게 맨발걷기는 가족 건강의 소중함을 절실히 느끼게 해준 귀한 선물이고, 나에게 맨발걷기는 타임머신이 있다면 아내에게 돌아가고픈 크나큰 아쉬움이며, 나에게 맨발걷기는 아프지 않고 건강하게 살다가 평화롭게 세상을 떠날 수 있는 것이다. 또한 맨발걷기는 여러분에게도 건강한 삶을 살 수 있도록 도와주는 소중한 보물이므로 맨발걷기를 포기하지 말고 꼭 껴안기 바란다.

병상에서 힘겨운 시간을 보내는 사랑하는 아내에게 나의 첫 책을 바친다. 잘 성장하여 나에게 큰 힘이 되어주는 아들 준헌, 딸 정현에게도 감사하다.

졸저에도 기꺼이 감수의 글을 써주신 흉부외과 전문의(더행복한흉부외과) 박준호 대표원장께 깊은 감사를 표한다. 맨발걷기를 세상에 소개할 수 있도록 도움을 주신 씽크스마트 출판사 김태영 대표께 감사하며, 천개의 마을학교가 번창하길 기원한다.

매주 만나면 서로 동기부여가 되는 비영리단체 국제맨발걷기협회 홍희석 이사, 안수자 이사를 비롯한 임직원, 매주 서울숲맨발걷기학교에 함께하는 김태영 님, 민병두 님, 강인선 님, 권성순 님, 권종례 님, 이종호 님, 이봉희 님, 김기분 님, 박순임 님, 이이숙 님, 임정희 님을 비롯한 회원 모두에게 감사드린다.

제가 맨발걷기 교육프로그램을 제안했을 때에 환영하고 BNI Korea 멤버를 대상으로 맨발걷기 교육프로그램을 정규교육으로 편성하신 BNI Korea 내셔널디렉터(뉴욕주 변호사) 존 윤님께 진심으로 감사의 인사를 드린다.

BNI네이처워킹클럽의 맨발걷기어싱스쿨 진행을 위해 동고동락하며 저를 지지하고 응원하는 ㈜수&진컴퍼니 박수진 대표, ㈜광현 홍희석 대표, 명동아이리스안경 이창무 대표, ㈜마살켑 김호근 대표와 함께 맨발걷기를 사랑하며 참여해주신 모든 분께 감사의 말씀을 전한다. 이 책을 통해 맨발걷기에 함께하고자 하는 분들께도 감사의 마음을 전한다.

격려하고 응원하고 나를 성장시켜주는 BNI Korea 강남지역 엑설런트 챕터의 여든네 분의 대표님들께 감사의 인사를 전한다. BNI Korea 백두 분의 디렉터&앰배서더 대표님들께도 깊은 감사의 인사를 드린다.

언제나 부드러운 미소와 진정성으로 인정해주고 응원해주는 BNI Korea 송파지역, 분당판교 지역 총괄 디렉터 공진욱 대표께도 감사를 드린다. 그리고 신뢰와 믿음으로 응원해주는 BNI Korea 강남지역디렉터 임주리 대표께도 존경의 마음을 담아 깊은 감사를 드린다.

책 쓰기 모임을 통해 글쓰기에 도움을 준 15년 경력의 경매전문가이자 베스트셀러 작가 이현정 님께 진심으로 감사의 인사를 전한다. 지난 3년 동안 28편의 칼럼을 쓸 수 있도록 지원하고 격려해주신 〈월간비건〉 이향재 대표께 감사의 말씀을 드린다.

저의 멘토인 준식 형과 남명우 대표께 감사의 인사를 드린다. 끊임없는 도움과 응원으로 저를 지지해주는 국제대체의학협회 백석균

이사장께 감사의 마음을 전한다. 드러내지 않고 격려하고 묵묵히 도움을 주는 ㈜더한 한관우 대표에게도 감사의 마음을 전한다.

항상 응원해주는 소띠 동갑내기 소소소 모임의 성암 박신헌 님, 연암 김승연 님, 준암 김세준 님, 동암 김동옥 님, 영암 임영빈 님, 태암 박두대 님, 우보 임승호 님, 홍암 이창오 님, 명예회원 혜암 문희제 님께 감사를 드린다.

60년 넘게 살면서 수많은 사람들과 만나고 이별하면서 그 누구도 나를 성장시키지 않은 소중한 인연은 없었다. 그 각각의 인연 덕분에 나는 현재의 모습으로 발전할 수 있었다. 겸손한 마음으로 모두에게 감사를 드린다.

2023년 초가을, 서울숲에서

맨발쌤 김도남

참고자료

스티븐 시나트라 저, 『어싱: 땅과의 접촉이 치유한다』, 히어나우시스템, 2011
김인혁 저, 『사람을 살리는 물 수소수』, 평단, 2015
유아사 가게모토 저, 『증상별 4주 걷기 프로그램』, 안테나, 2015
김희준 저, 『빅뱅 우주론의 세 기둥』, 생각의 힘, 2014

KBS 1TV, 〈생로병사의 비밀〉 873회, '맨발로 걸으면 생기는 일', 2023년 7월 12일
호기심약사, '소금 결핍이 이런 질환을 일으킨다', 유튜브